脳をすこやかにする 薬草料理

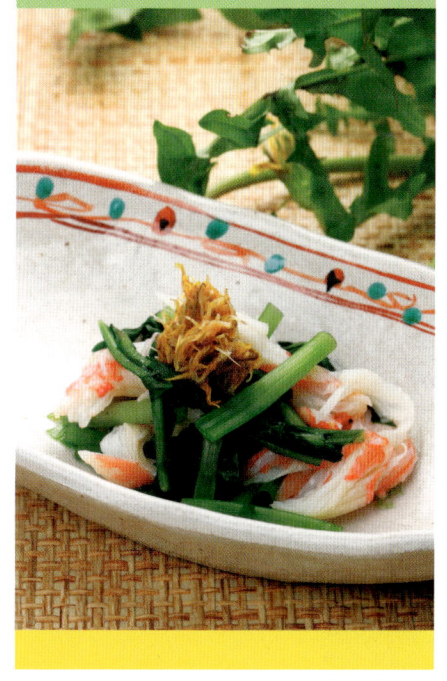

風媒社

はじめに——もっと身近に薬草生活！

　脳を鍛える計算ドリルとか、脳を鍛えるゲームなどがベストセラーになっている今日ですが、私が考える「健脳」とは、「明日もがんばろう」そう思ってもらえるように、頭脳労働者として働いている人を応援したり、自然の造形や知識など仕事とは違う話題を提供するなど、都会生活を癒しリラックスさせるものであり、フォローするものです。

　毎日さまざまなストレスにいやおうなくさらされるのが現代人ですが、本書では、脳を癒したり、健康なからだを維持する養成法として薬草パワーに注目。ふだんの食生活に手軽に取り入れられる料理のレシピを紹介しています。短時間で無理なく、スーパーでも入手できるような材料を中心に考えました。

　ぜひ薬草料理を通して、脱ストレスな、楽しくておいしい健脳生活を送っていただきたいと思います。

監修　田中俊弘
　　　横平義春

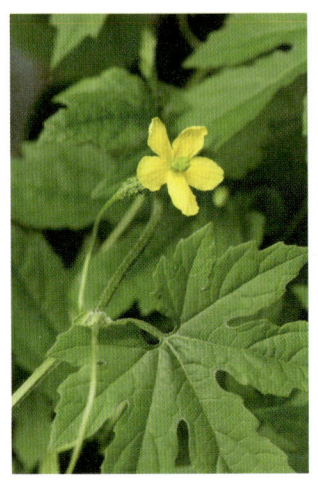

contents

2──はじめに

春

8──**フキノトウ** フキノトウの当座煮
フキ味噌

10──**つくし** つくしのしぐれ煮
つくし丼

12──**タンポポ類** タンポポの煮びたし
タンポポのキンピラ
タンポポの酢の物

16──**ヨメ菜** ヨメ菜の白和え
ヨメ菜の荏胡麻和え

18──**コシアブラ** コシアブラのウコン衣揚げ
コシアブラのサラダ

20──**サワアザミ** サワアザミの炒め煮
サワアザミの煮付け

22──**ウド** ウドのキンピラ
ウドの網焼き

24──**ワラビ** ワラビと沢あんの炒め物
ワラビの納豆和え

26──**アシタバ** アシタバの牛肉巻き
アシタバのマカロニサラダ

28──**イタドリ** イタドリのベーコン炒め
イタドリの酢味噌和え

30──**オオバギボウシ** オオバギボウシの冷し牛肉巻き
オオバギボウシの卵とじ

32 — **サンショウ**	筍のサンショウ煮
	サンショウの木の芽和え
34 — **カキドオシ**	カキドオシの餃子
	カキドオシの焼きうどん
36 — **セリ**	セリの胡麻和え
	セリの親子和え
	セリの鶏鍋

夏

40 — **ユキノシタ**	ユキノシタの煮びたし
	ユキノシタと野菜の塩もみ
42 — **アロエベラ**	アロエベラのかき揚げ
	アロエベラの黄身酢かけ
44 — **生姜**	生姜ご飯
	生姜のべっ甲煮
46 — **金針菜**	金針菜の串焼き
	金針菜の信田巻き
48 — **ニガウリ**	ニガウリのポテトサラダ
	ニガウリの焼きびたし
50 — **高麗人参**	高麗人参の蜂蜜浸け
	高麗人参のけんちん汁

秋 +通年

54 — **ハスの実**	ハスの実のバター焼き
	ハスの実ご飯
56 — **ウコン**	ウコンの衣揚げ
	ウコンのすいとん
58 — **クコの実**	クコの実の豆乳寄せ
	クコの実の豆サラダ

60 ── **ヤーコン**	ヤーコンのトマト炒め ヤーコンのからし和え
62 ── **自然薯**	自然薯の滋養蒸し 自然薯の吸いトロロ酢
64 ── **ハト麦**	ハト麦粥 ハト麦のお好み焼き
66 ── **クルミ**	クルミの葛豆腐 クルミ焼き
68 ── **紅花**	かぶら蒸しの紅花あん掛け

薬草スイーツ

70 ── **さつま芋ロール**
72 ── **薬草マシュマロ**
74 ── **薬草クッキー**
76 ── **薬草の蒸しパン**
78 ── **ヨモギのワラビ餅**

薬草茶

82 ── 原材料の作り方／お茶の作り方
84 ── **オオバコ茶**
84 ── **タンポポ茶**
85 ── **スギナ茶**
85 ── **ドクダミ（十薬）茶**
86 ── **クマザサ茶**
86 ── **クコ茶**
87 ── **杜仲茶**
87 ── **カキドオシ茶**

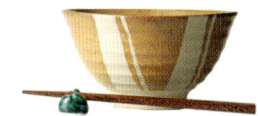

薬草酒

90──漬け込む時の注意／お酒の作り方
92──**マタタビ酒**
93──**クコの実酒**
94──**ナツメ酒**
95──**当帰酒**
96──**カリン酒**
97──**高麗人参酒**
98──**青ジソ酒**
98──**アンズ酒**
99──**イチゴ酒**
99──**桑の実酒**

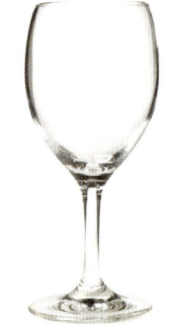

column

15──食卓の薬草学　　52──薬草園への誘い
80──美濃薬膳　岐阜の新しい郷土料理　　88──薬草文化に親しもう

【注意事項】
●スーパーなどで入手可能な薬草は、写真の下に表示してあります。インターネットの通信販売や、エスニック料理食材店、漢方食材のお店にあるものもあります。
●レシピは二人分で記載してありますが、材料、調味料などは、あくまでも目安として参考にしてください。
●本書で紹介しているレシピは、医療行為ではありません。
薬草の効用には個人差があります。また、病気の方やアレルギー体質の方は、必ず医師の相談を受けてください。
●薬草を採取する際には、以下のことに注意してください。
道端や民家の近くは、車の排気ガスや犬の散歩道など衛生的によくないので、野山のきれいな場所で採取することを心がけてください。また、私有地等では許可を得てから採取するようにしてください。薬草のなかには毒草と見分けが付かない紛らわしいものがたくさんありますので、自己判断せず必ず専門家に相談してから食すようにしてください。

簡単、お手軽！
四季で味わうとっておき薬草料理

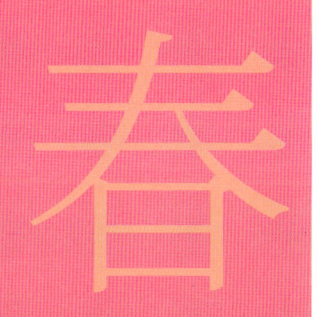

春

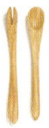

食欲の増進に効果あり！
フキノトウ

フキは、キク科フキ属の多年草。野山や道端など、湿気の多いところに生育する。花茎がフキノトウと呼ばれる。旬は春。ビタミン、ミネラルが豊富。

効能：健胃、たん切り、咳止め

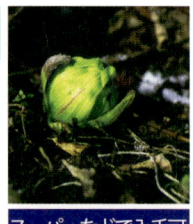
スーパーなどで入手可

フキノトウの当座煮

材料（2人分）
- フキノトウ（中）6個
- 重曹 2g

【調味料】
- 料理酒 100cc
- しょうゆ大さじ3
- タカの爪適量

作り方

1 重曹を入れた湯でフキノトウをゆでて30分くらい水でさらす。

2 調味料を沸かし、1の水気をしぼり中火で5分くらい煮る。

フキ味噌

材料（2人分）
- フキノトウ（中）6個

【調味料】
- 味噌 100g
- 砂糖 50g
- みりん大さじ1
- 料理酒大さじ1
- タカの爪 1本
- サラダ油小さじ1

作り方

1 フキノトウを荒みじんに切り、ザルに入れ水にさらす。

2 フライパンにサラダ油を敷き1を軽く炒めた後、調味料を入れ2～3分炒める。

MEMO：フキノトウは春一番に芽を出す薬草。この時期に出る薬草は特に苦味成分が強いのですが、身体にとっては、この苦味成分こそが大切だそうです。ほかに、天ぷらや、刻んで味噌汁に入れると、風味たっぷりの春の味が楽しめます。

フキノトウの当座煮

フキ味噌

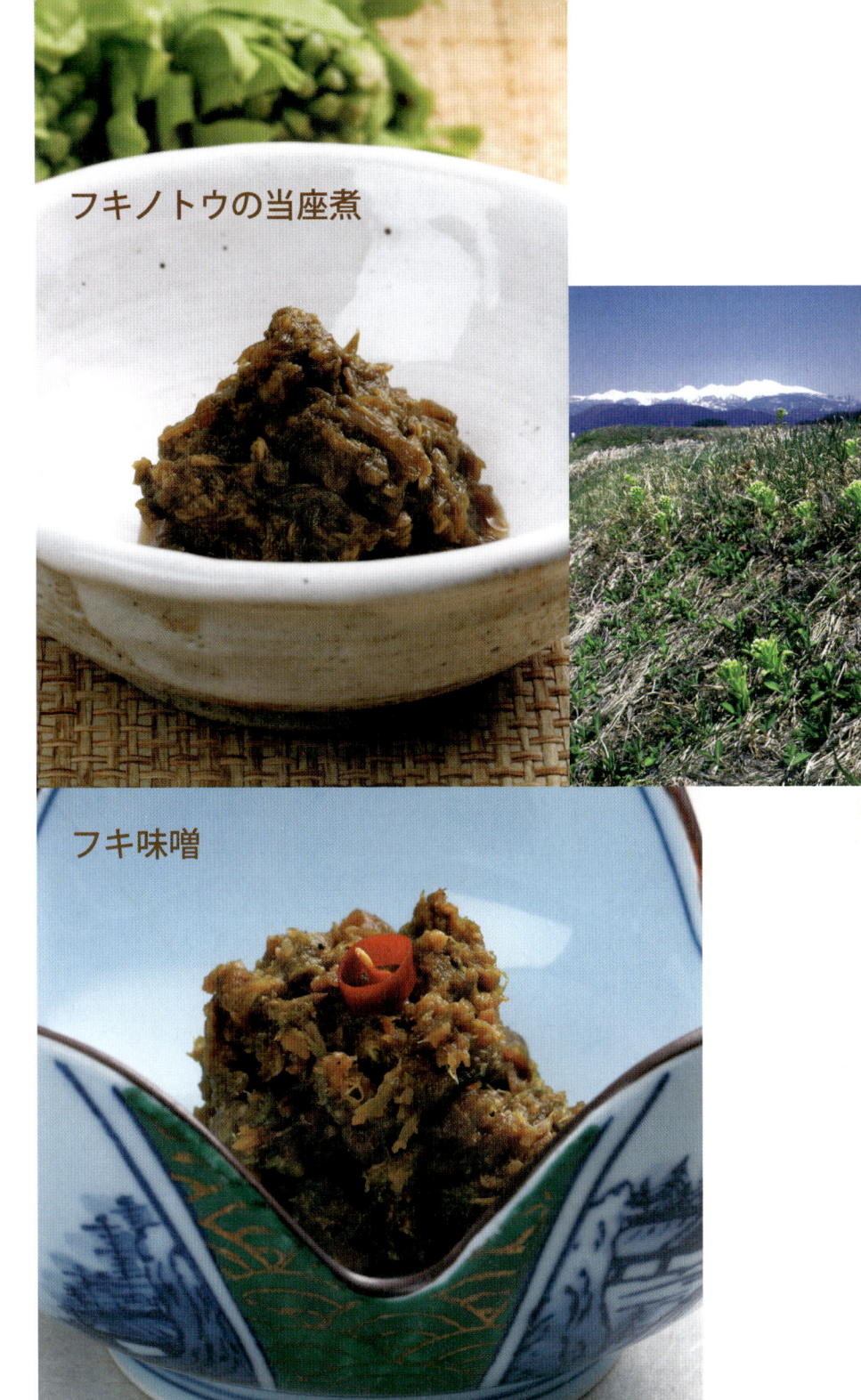

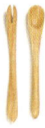

ミネラル、ビタミンをバランスよく摂取
つくし

シダ類トクサ科の「スギナ」の胞子茎が「土筆（つくし）」。春の山菜としておなじみ。川の土手や休耕田などで見かける。雨の後は一日で5cm伸びることも。

効能：利尿、むくみ取り

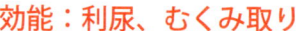
スーパーなどで入手可

つくしのしぐれ煮

材料（2人分）
- つくし 300g
- 白胡麻

【調味料】
- 料理酒大さじ3
- しょうゆ大さじ3
- みりん大さじ1

作り方

1. つくしのはかまを取り、ゆでて水にさらす。

2. 鍋で調味料を沸かし1の水気を切ったつくしを入れて、汁気がなくなるまで煮た後、胡麻を振りかける。

つくし丼

材料（2人分）
- つくし 300g
- 三つ葉 30g
- かまぼこ 30g
- 卵 2個

【調味料】
- かつおだしカップ1
- 薄口醤油 30cc
- みりん 30cc

作り方

1. つくしのはかまを取り、ゆでて水にさらす。

2. 三つ葉は3cmに切り、かまぼこは粗千切りにする。

3. 調味料を沸かし、具を入れ一煮立ちしたら、とき卵でとじる。

MEMO：はかまを取るのが大変ですが、この作業をやっておかないと、おいしく作れません。アクで手が黒くなったときは、レモンでこすると落ちます。ほかに、天ぷら、白和え、炒めものやお澄ましの具としても使えます。

つくしのしぐれ煮

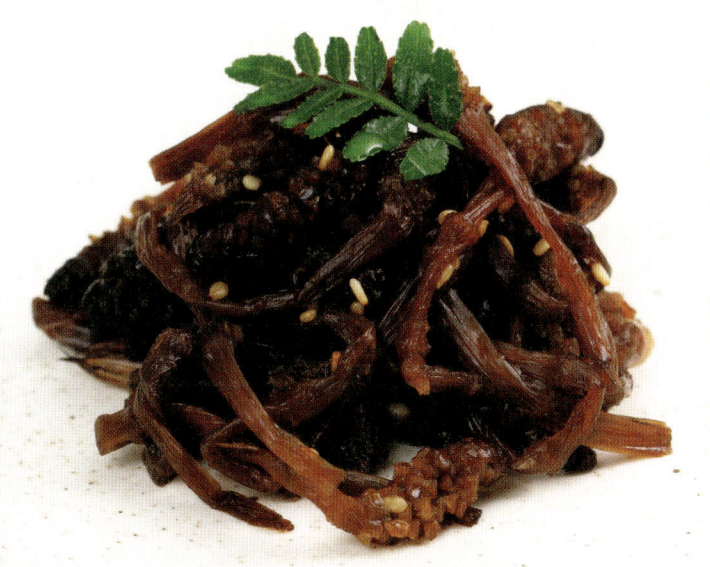
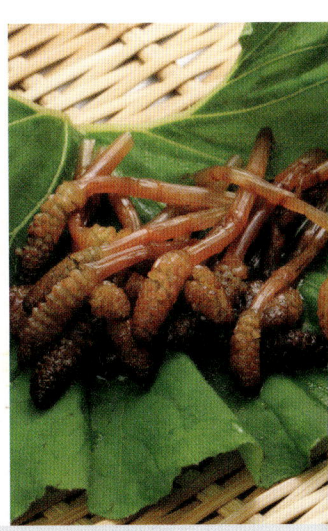

つくし丼

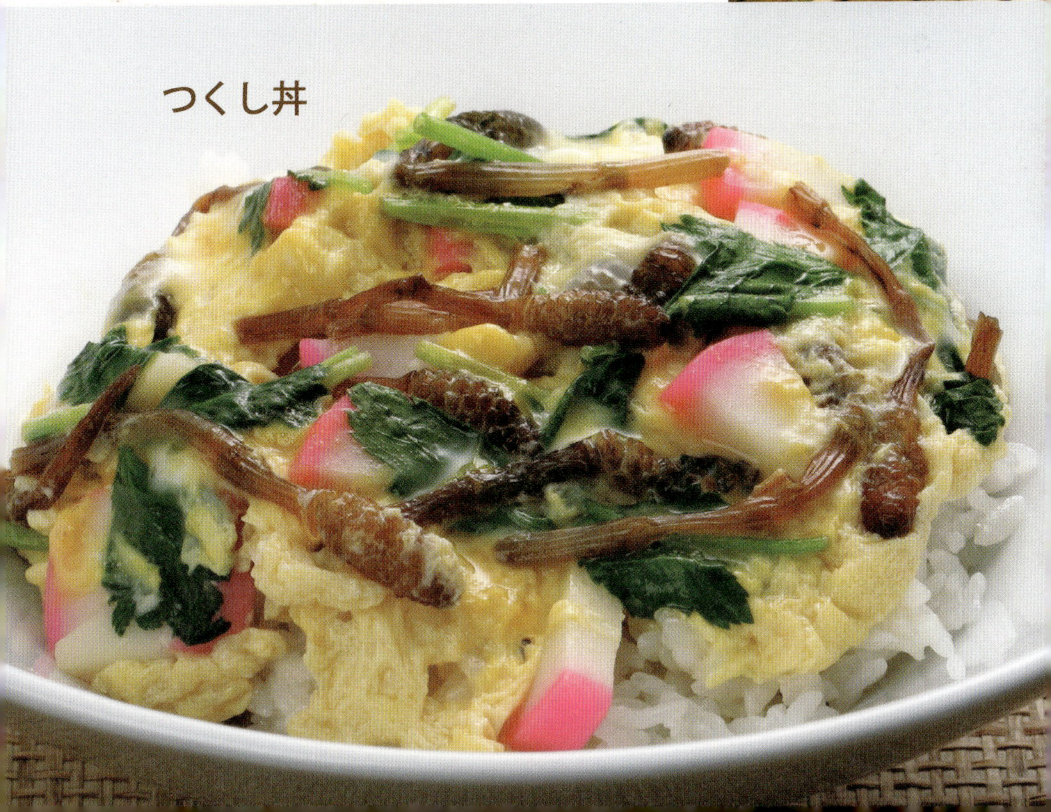

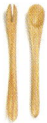

利尿作用でからだスッキリ！
タンポポ類

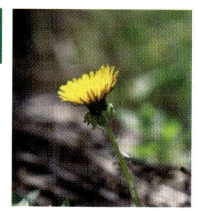

キク科タンポポ属の多年生植物。野山やあぜ道などで見かける。日本に自生しているものと、外来種のセイヨウタンポポがある。よく見かけるのは後者のほう。
効能：健胃、強壮、解熱

タンポポの煮びたし

材料（2人分）
- タンポポ葉 200g
- 白菜 1枚
- 油揚げ 2分の1
- 重曹 2g

【調味料】
- かつおだし汁 100cc
- 薄口醤油大さじ2
- みりん小さじ2

作り方

1. 重曹を入れた湯でタンポポをサッとゆでて水にさらす。

2. 白菜、油揚げを5mm幅の短冊切りにする。

3. 鍋で調味料を沸かし、2を3分煮た後、1の水気を切ったものを入れ、ひと煮立ちして火を止める。

タンポポのキンピラ

材料（2人分）
- タンポポ根（中）5本
- 人参 20g　●白胡麻適量
- 重曹 3g　●タカの爪半本

【調味料】
- 胡麻油大さじ1
- 薄口醤油大さじ1
- みりん小さじ1　●砂糖少量

作り方

1. タンポポ根をよく洗い3cmの荒千切りにして、重曹を入れた湯で硬めにゆでて一晩水にさらす。

2. フライパンに胡麻油、タカの爪と1の水気を切った根を入れて炒め、残りの調味料で味を付ける。

MEMO：薬草の葉物は朝露のあるうちに採取すると、苦味成分がやわらかいです。タンポポの根は折れやすいので、土が柔らかそうな場所（畑や田んぼの周り）だと採取しやすいです。

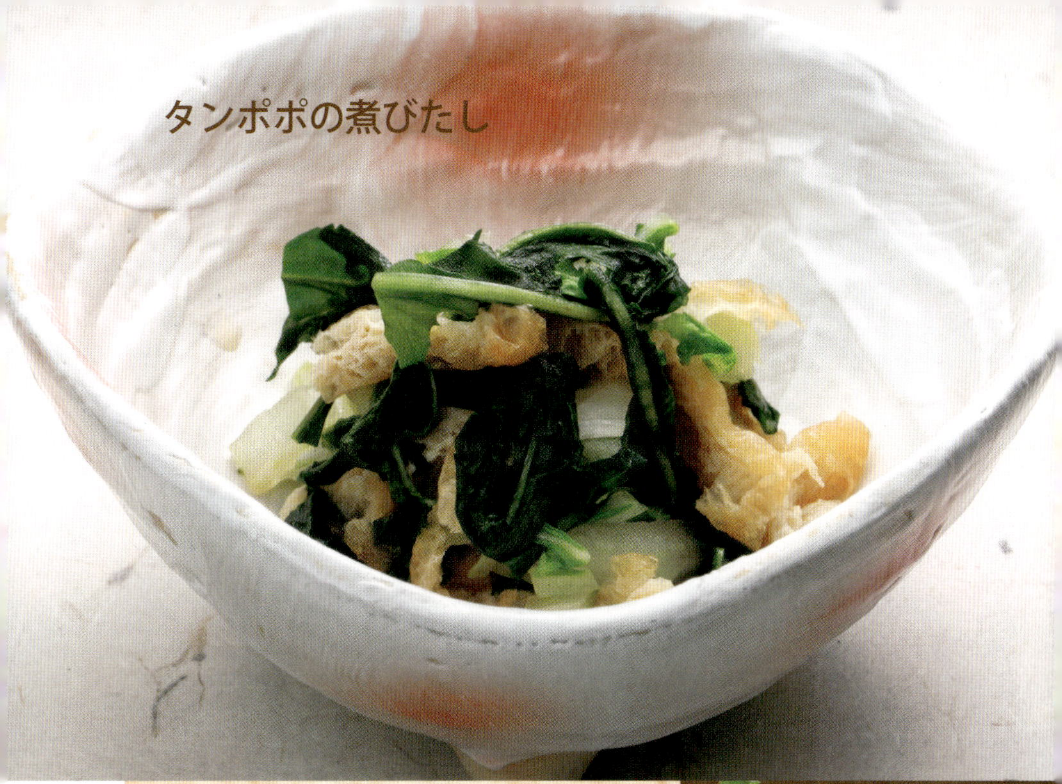

タンポポの煮びたし

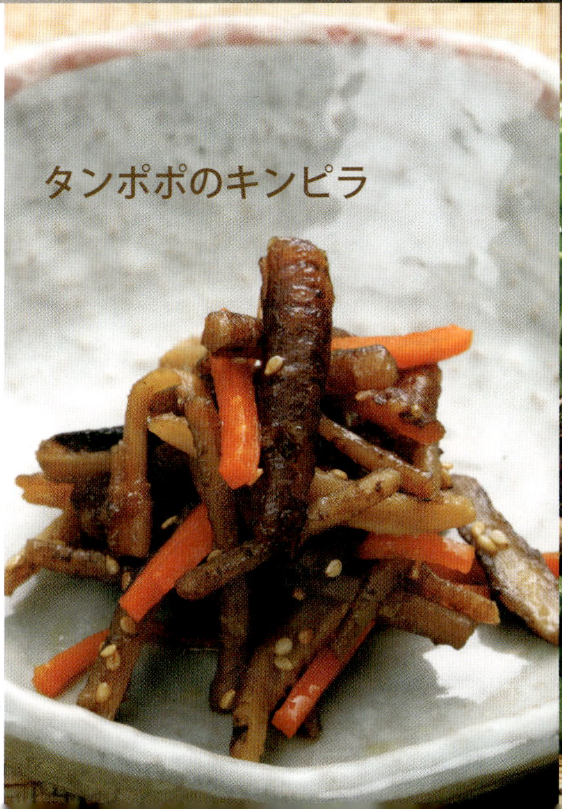

タンポポのキンピラ

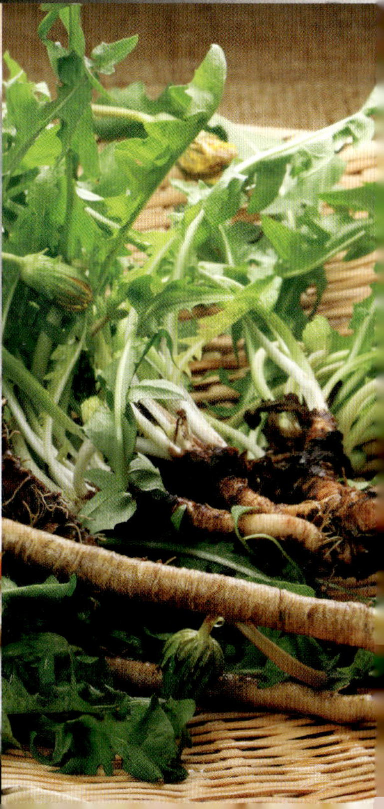

タンポポの酢の物

材料（2人分）
- タンポポ葉 100g
- タンポポ茎 40g
- タンポポ花 20g
- カニの身 30g
- ワカメ 30g ●重曹 2g

【調味料】
- 酢、しょうゆ、砂糖各大さじ1
- おろし生姜適量

作り方

1. タンポポの葉、茎、花は重曹を入れた湯で別々にサッとゆでて水にさらす。

2. 調味料を合わせ、カニの身、ワカメと1の水気を切ったものを和える。

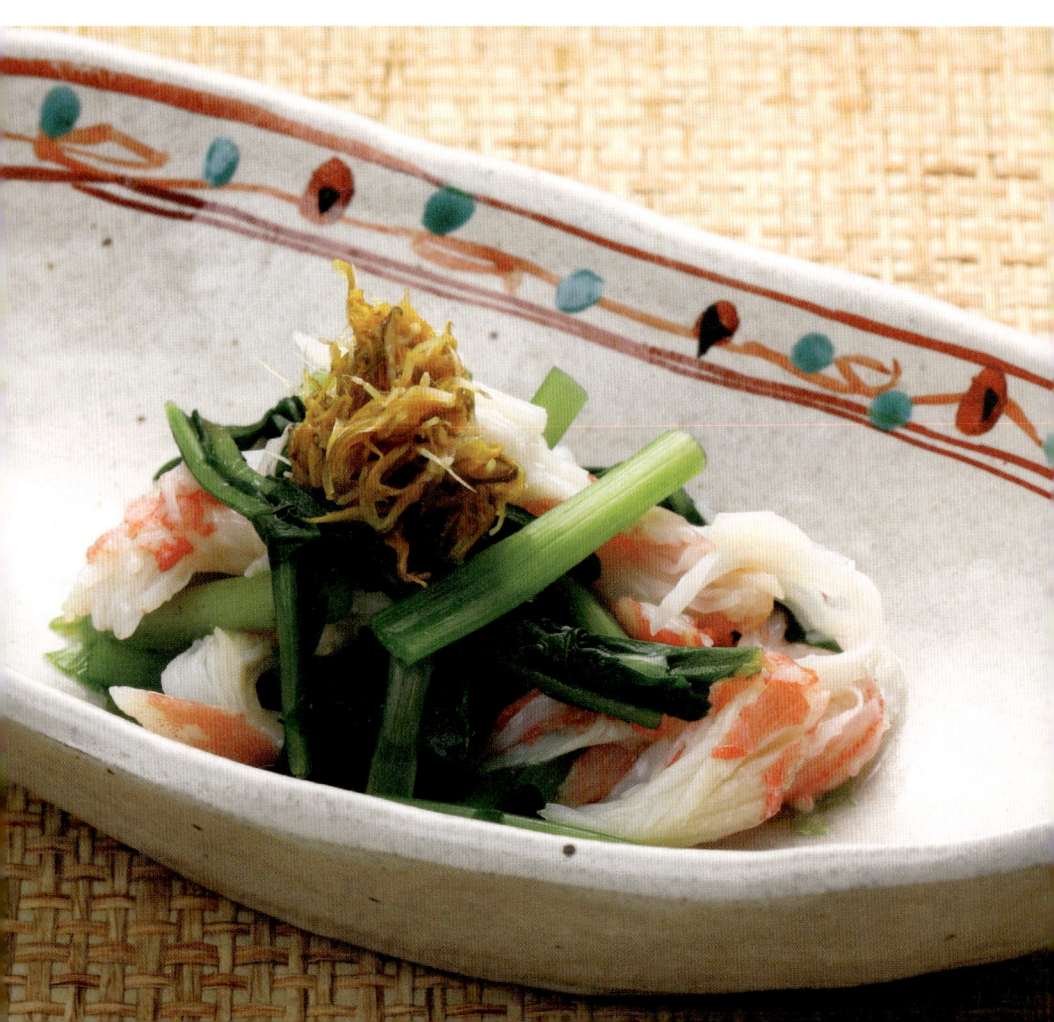

column

食卓の薬草学

　ヤクミという言葉がある。七味唐辛子、ショウガ、山椒、ワサビなどを連想する。それは知っていたが、どんな意味なのかはあまり考えたことがなかった。

　恥ずかしいことだが、ヤクミは漢字で薬味と書くということを知ったのは、少し前に外国を旅したときである。日本人向けのお店でスパイスを売っているところで、スパイスのことを薬味と書いてあった。なるほどと思った。そこではじめて、ヤクミ＝薬味と結びついたのである。

　「薬の味」と書くが、私たちが毎日の食卓で何気なく口にしているものでも、結構薬草を使っていたりする。少し調べてみると、台所に必ずあるような唐辛子、山椒、ショウガ、山芋、シソ、梅といった食材は、使用方法や加工方法を変えればれっきとした薬物である。それなりの薬効を期待して食べると、体調がよくなったという例もある。たとえば、80歳を越えてなお現役の会社社長である知人の健康法のひとつは、毎朝山芋をすり下ろしたものを一杯飲んでから朝食をとることだそうだ。あるいは今日は疲れたからニンニクたっぷりの餃子を食べて元気を出そうとか、いくつかの「食の健康法」を実践しているらしい。

　健康法とまではいかなくとも、たとえばうどんを食べるとき、一味唐辛子をかけるとおいしく食べることができ、食べた後おなかの調子がよくなった気がする。中国での漢方の理論ではしかるべき理論があるのだろうが、何となく食材の組み合わせの妙によって、古くからの人々の経験からくる知恵を感ずることがある。科学的・医学的な理論構築がなされているわけではないだろう。しかし、我々の先祖は、ふだんの暮らしの中で食材をうまく組み合わせることによって体の調子を維持する工夫をしてきたのである。

　最近では食材の化学成分を研究し、その薬理学的なあるいは薬効を解析するような技術が進歩してきた。食材の中に多くの効能効果が見いだされている。先祖からの伝統を取り入れながら、うまく最新の情報を活用しつつ元気な毎日を過ごしたいものである。　　（田中俊弘）

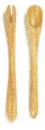

古代から親しまれている代表的な山菜

ヨメ菜

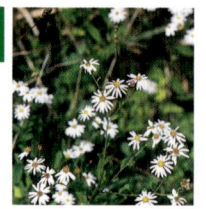

キク科ヨメナ属の多年草。田の畔で見かける野草。秋に咲く野菊はヨメ菜の花。春の若葉が食用となる。『万葉集』にも「ウハギ」の名でうたわれている。

効能：利尿

ヨメ菜の白和え

材料（2人分）
- ヨメ菜 100g　●豆腐 120g
- こんにゃく 40g　●シメジ 30g
- 人参 20g

【調味料】
- 白和え衣（砂糖大さじ1　塩少々　白醤油適量）
- 下煮汁（かつおだしカップ1　しょう油大さじ1　みりん小さじ2）

作り方

1. ヨメ菜を洗いサッとゆでて冷水に落とす。こんにゃく、人参は短冊切り、シメジはほぐして、下煮して軽く味を付け冷ましておく。

2. しぼった豆腐をすり鉢でよく擂(す)り、味を付け、水切りした1を和える。

ヨメ菜の荏胡麻和え

材料（2人分）
- ヨメ菜 200g
- 鶏笹身 2本
- 酒、塩適量
- 荏胡麻(えごま)（ペースト状）50g

【調味料】
- 砂糖小さじ1
- しょう油小さじ1

作り方

1. ヨメ菜を洗いサッとゆでて冷水に落とす。

2. 笹身に酒、塩をして電子レンジで1分くらい加熱して火を通した後、ほぐしておく。

3. 荏胡麻に調味料で味を付け、水切りした1と2を和える。

MEMO：背丈が10cmくらいのものを採取すると柔らかくて扱いやすいです。ほかにおひたしやお澄まし、煮物などの青味としたり、また、しょう油と酒を使って佃煮にしておくと日持ちします。

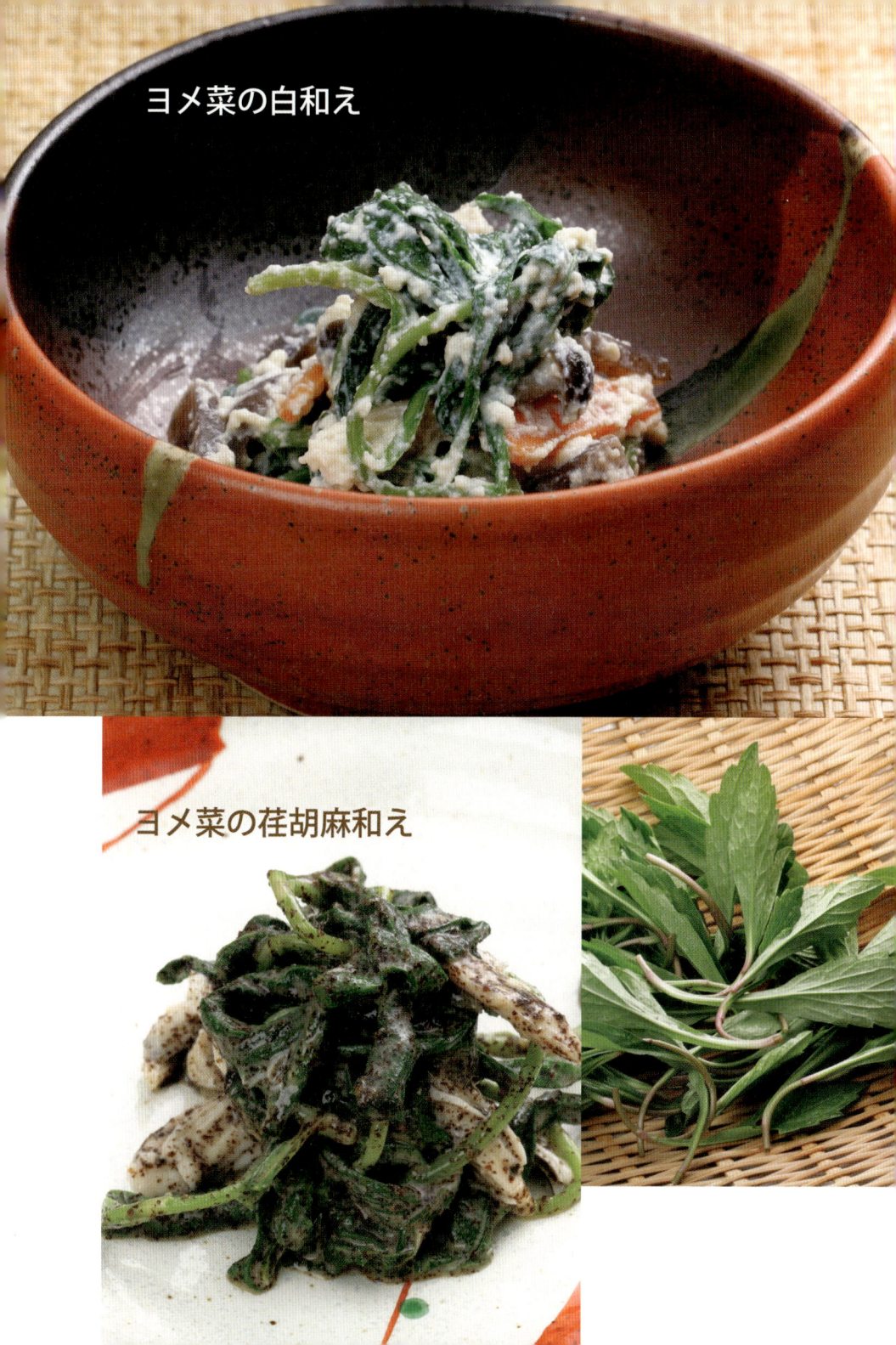

ヨメ菜の白和え

ヨメ菜の荏胡麻和え

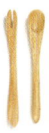

ポリフェノールが多く、健康食として
コシアブラ

ウコギ科ウコギ属の落葉性高木。山や丘の日当たりのよい斜面に多く、春先の若い芽が食用になる。歯ごたえがあり、独特の香味。脂肪とタンパク質が豊富。

効能：血圧降下

スーパーなどで入手可

コシアブラのウコン衣揚げ

材料（2人分）
- コシアブラ 10本
- 薄力粉 40g
- 卵 2分の1個
- ウコン抹 2g
- サラダ油適量

【調味料】
- 天つゆ（かつおだし 40cc　しょう油 10cc　みりん 10cc）
- 抹茶塩（抹茶1に対し塩5）

作り方
1. 天ぷら衣を作りウコン抹を混ぜて衣を黄色くし、170℃強の油で天ぷらにする。
2. 天つゆか抹茶塩で食べる。

コシアブラのサラダ

材料（2人分）
- コシアブラ 8本
- 白キクラゲ 10g
- ミズナ 30g
- プチトマト 4個
- ツナ缶 30g

【調味料】
- 胡麻ドレッシング大さじ2

作り方
1. コシアブラを縦半分に切り、サッとゆでて水にさらす。
2. 白キクラゲは熱湯でゆでて戻し、冷水で冷ました後、一口大にちぎる。
3. 水切りした1と2、ミズナ、トマト、ツナ缶を器に盛り胡麻ドレッシングをかける。

MEMO：タラノメに似たような形をしていますが、天ぷらにするとコシアブラの方がおいしいともいうファンもいます。

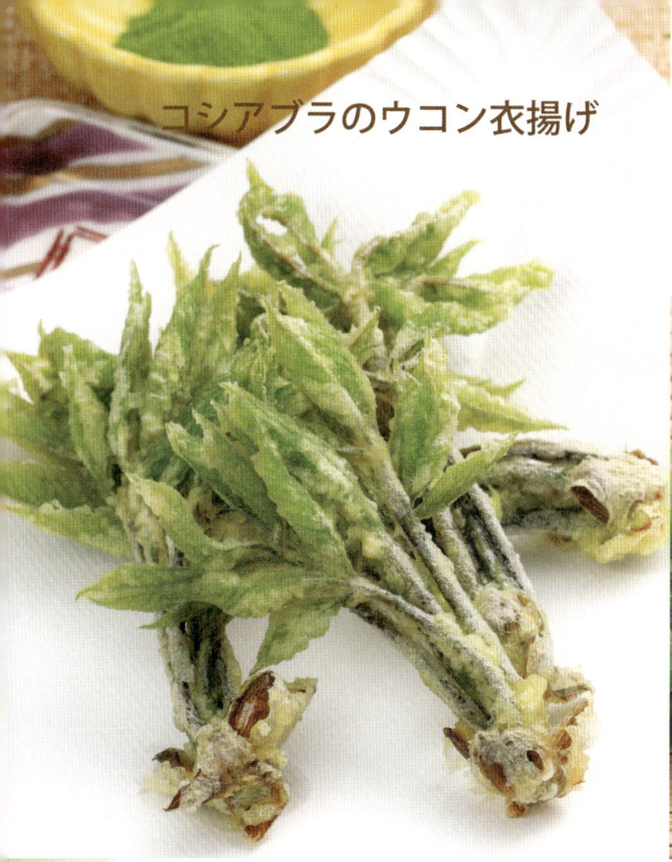

コシアブラのウコン衣揚げ

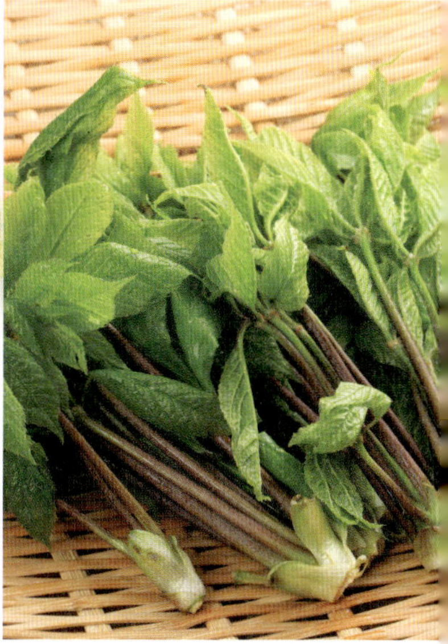

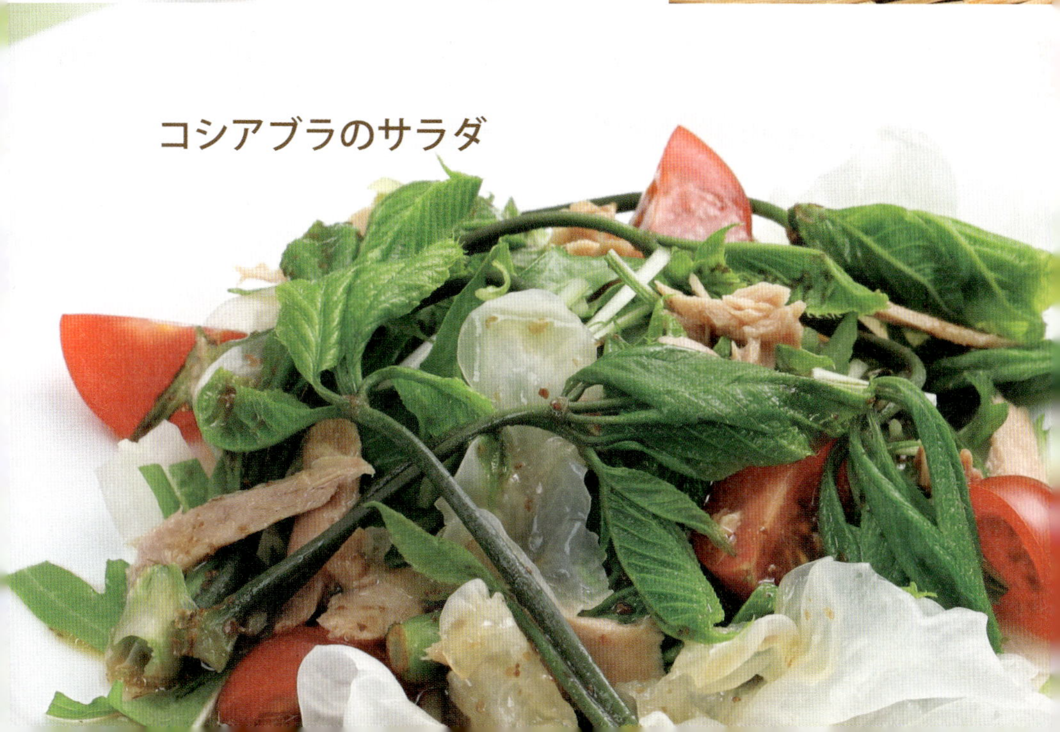

コシアブラのサラダ

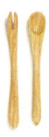

食物繊維がたっぷり！
サワアザミ

キク科アザミ属の多年草。川辺などの湿り気のある場所に自生。茎は人の背丈ほどにも成長する。葉はやわらかく、羽状に広がる。

効能：滋養強壮

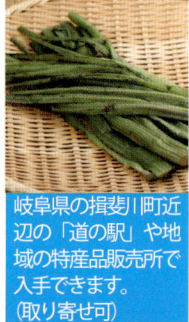

岐阜県の揖斐川町近辺の「道の駅」や地域の特産品販売所で入手できます。
（取り寄せ可）

サワアザミの炒め煮

材料（2人分）
- サワアザミ 200g
- 豚コマ肉 50g ●タカの爪 2分の1
- 炒り胡麻適量

【調味料】
- かつおだし 100cc
- 薄口醤油大さじ2
- みりん大さじ1 ●砂糖小さじ1
- サラダ油大さじ2

作り方

1. 棘(とげ)があるので軍手をしてアザミの葉を取り除き、茎だけを残し皮を剥き3cmの長さに切り、水にさらす。

2. フライパンにサラダ油を敷き、肉と共に1～2分炒め調味料を入れ、煮汁がなくなる手前まで煮る。

サワアザミの煮付け

材料（2人分）
- サワアザミ 100g
- 筍 100g
- 身欠きニシン 80g

【調味料】
- かつおだし 150cc
- しょう油大さじ2
- 酒大さじ1
- みりん大さじ2

作り方

1. 身欠きニシンを一口大に切り、一晩米のとぎ汁に浸けておいた後、ゆでて水にさらす。

2. 皮を剥いたサワアザミと筍、身欠きニシンを鍋に入れ調味料を加え中火で煮る。

MEMO：独特の香りがあり、フキに似たような歯ざわりがありますが、葉の部分には棘があるので注意が必要です。

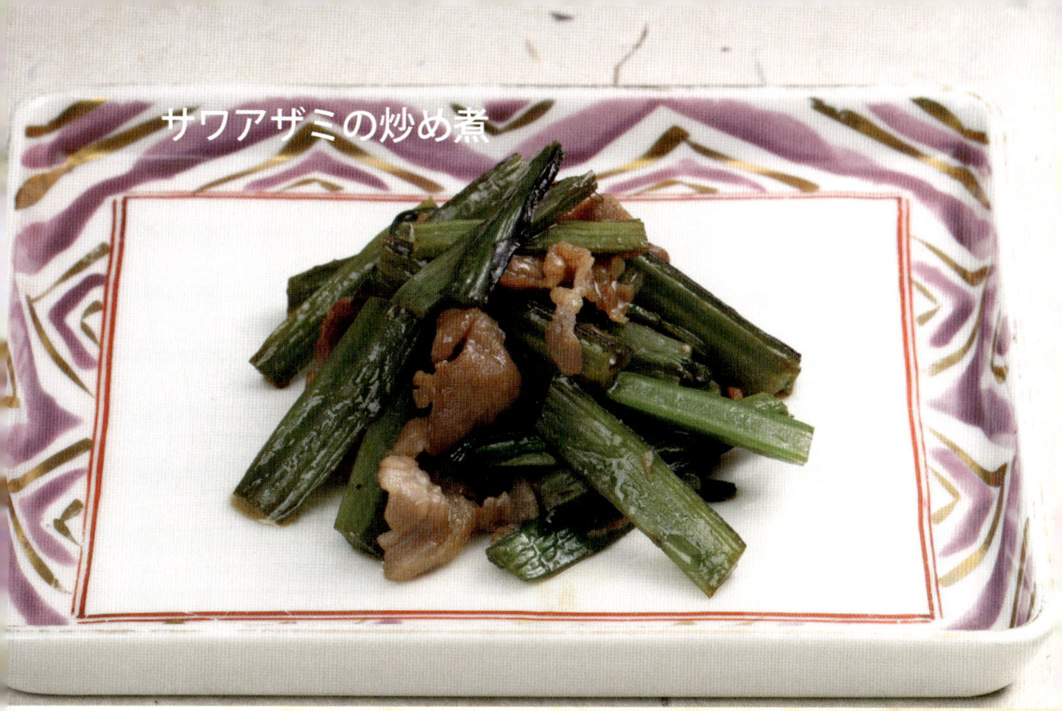

サワアザミの炒め煮

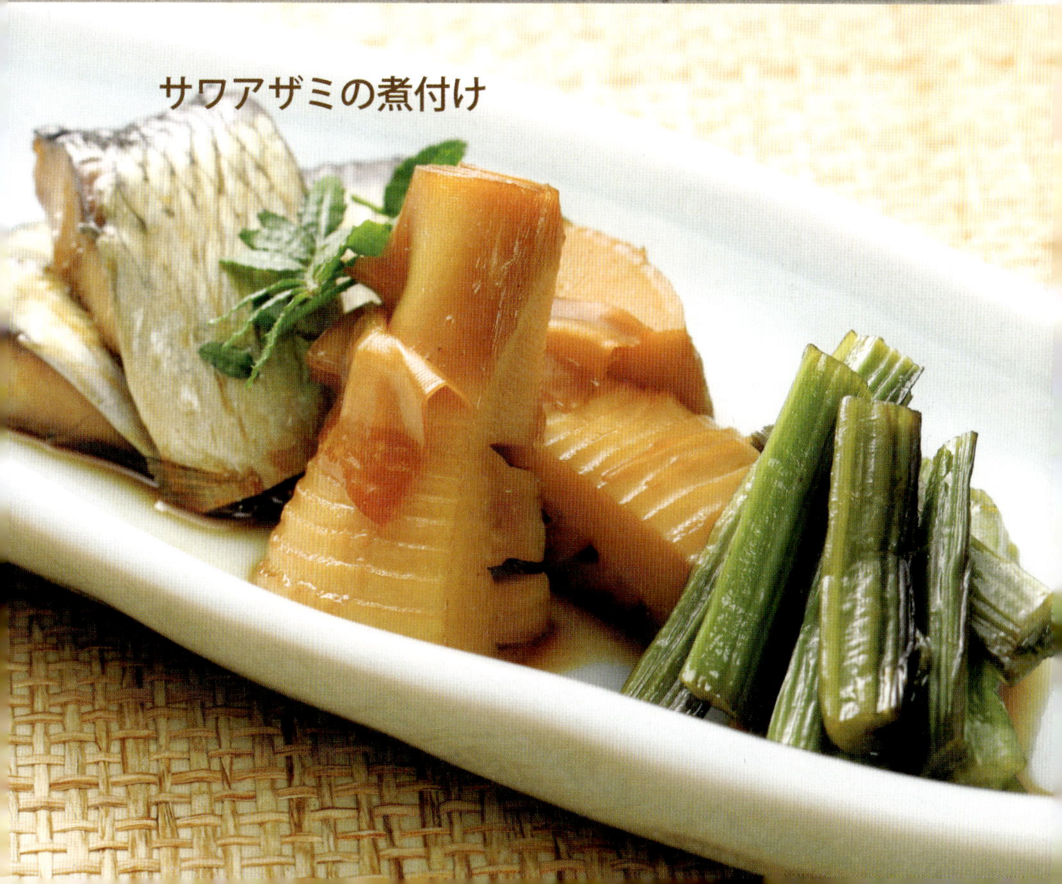

サワアザミの煮付け

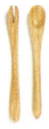

野性味ある歯ごたえと苦味で食欲増進
ウド

ウコギ科タラノキ属の多年草。山地の日当たりのよい沢の斜面に生育。高さ2m近くになるものも。シャキッとした歯ごたえが特徴。スーパーでもおなじみ。

効能：利尿

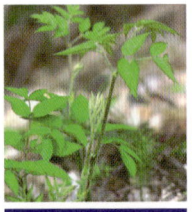
スーパーなどで入手可

ウドのキンピラ

材料（2人分）
- ウド（茎）150g
- タカの爪2分の1

【調味料】
- 薄口醤油大さじ2
- みりん大さじ1
- 酒大さじ1
- サラダ油大さじ2

作り方

1 水洗いした後、3mmの厚さの笹切りにして水にさらす。

2 フライパンにサラダ油を敷き、タカの爪と1を入れ、2～3分炒めた後、味を付ける。

ウドの網焼き

材料（2人分）
- ウド2本

【調味料】
- 味噌、マヨネーズ各適量

作り方

1 少々伸び過ぎて茎が硬いようなウドの枝を取り除き、ガスコンロに餅網を置いてウドを両面とも焦げるまで直火焼きする。

2 熱いうちに皮を剥き、味噌かマヨネーズを付けて食べる。

MEMO：背丈が30cmくらいで茎が太くてあまり伸び過ぎていないものを採取すると、皮まで柔らかく食べられます。

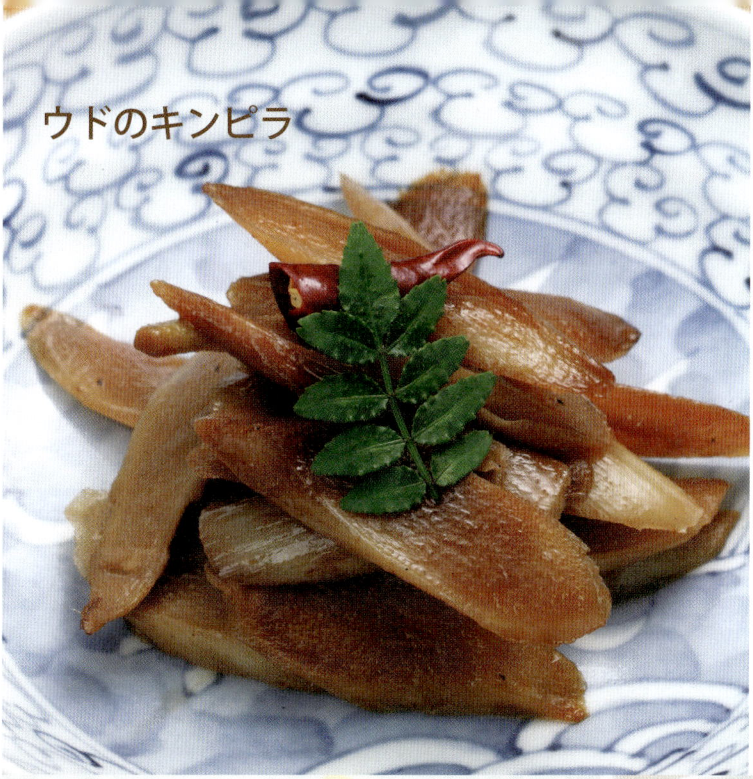

ウドのキンピラ

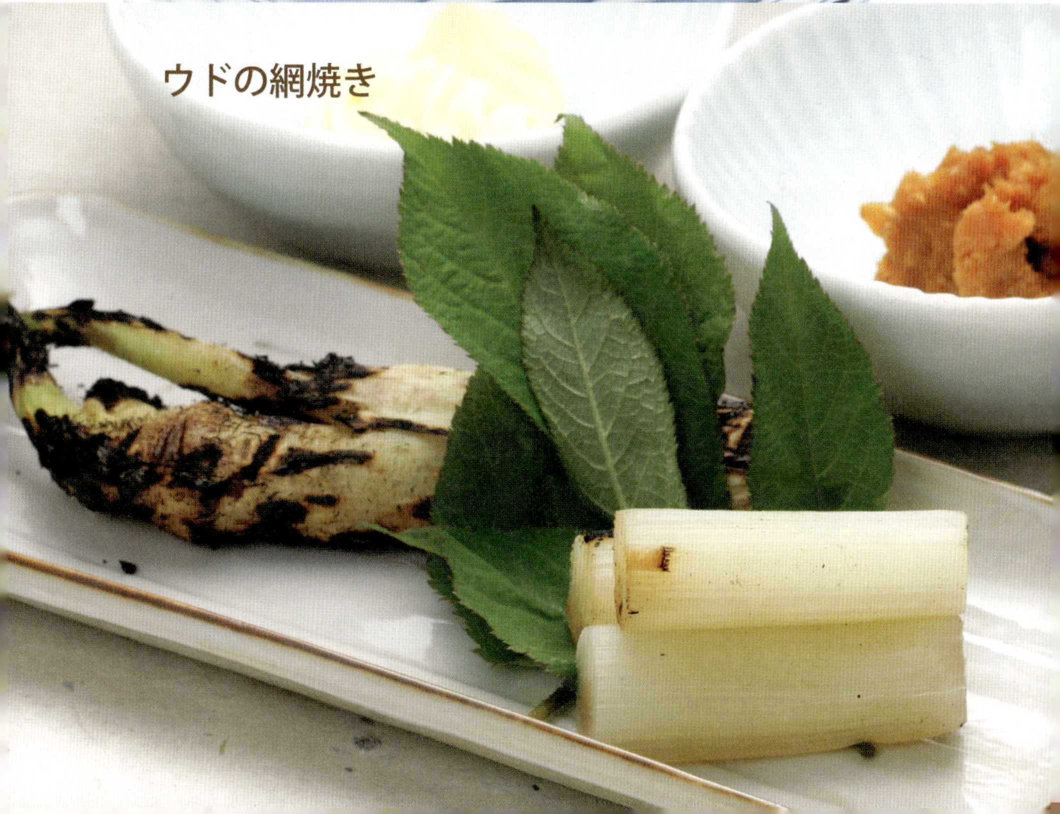

ウドの網焼き

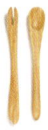

ポリフェノールと食物繊維で若々しく
ワラビ

シダ植物の1種。山野などの日当たりのいいところに群生する。若芽が食用となるが、根茎からデンプンを採ってワラビ粉としても使われてきた。

効能：利尿、消炎作用

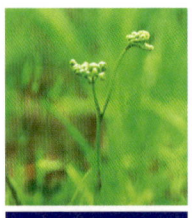
スーパーなどで入手可

ワラビと沢あんの炒め物

材料（2人分）
- ワラビ 100g
- 沢あん 50g
- 人参 30g
- 胡麻油大さじ1
- 炒り胡麻、一味各適量

【調味料】
- しょう油大さじ2
- みりん大さじ2
- 酒大さじ1

作り方

1 沢あんを3cm長さの粗千切りにして水にさらし、少し塩気を抜く。人参も同様に切り、ワラビは3cmに切る。

2 フライパンに胡麻油を敷き、先に沢あん、人参を炒め、八分通り火が通ったらワラビを加え味を付ける。

ワラビの納豆和え

材料（2人分）
- ワラビ 50g（茎の硬い部分）
- 納豆 100g
- 花かつお適量

【調味料】
- しょう油小さじ1
- 練り芥子適量

作り方

1 ワラビを細かく刻み、粘りが出るくらいまで包丁でたたく。

2 芥子しょう油を作り、1と納豆を和え、盛付けた後、かつお節をのせる。

MEMO：ワラビはアクが強いので採取したらすぐに木灰や藁灰等（手にはいらない場合は重曹でも可）をまぶし、熱湯をかぶるまでかけ、軽く重しをして一晩置きアク抜きをします。

ワラビと沢あんの炒め物

ワラビの納豆和え

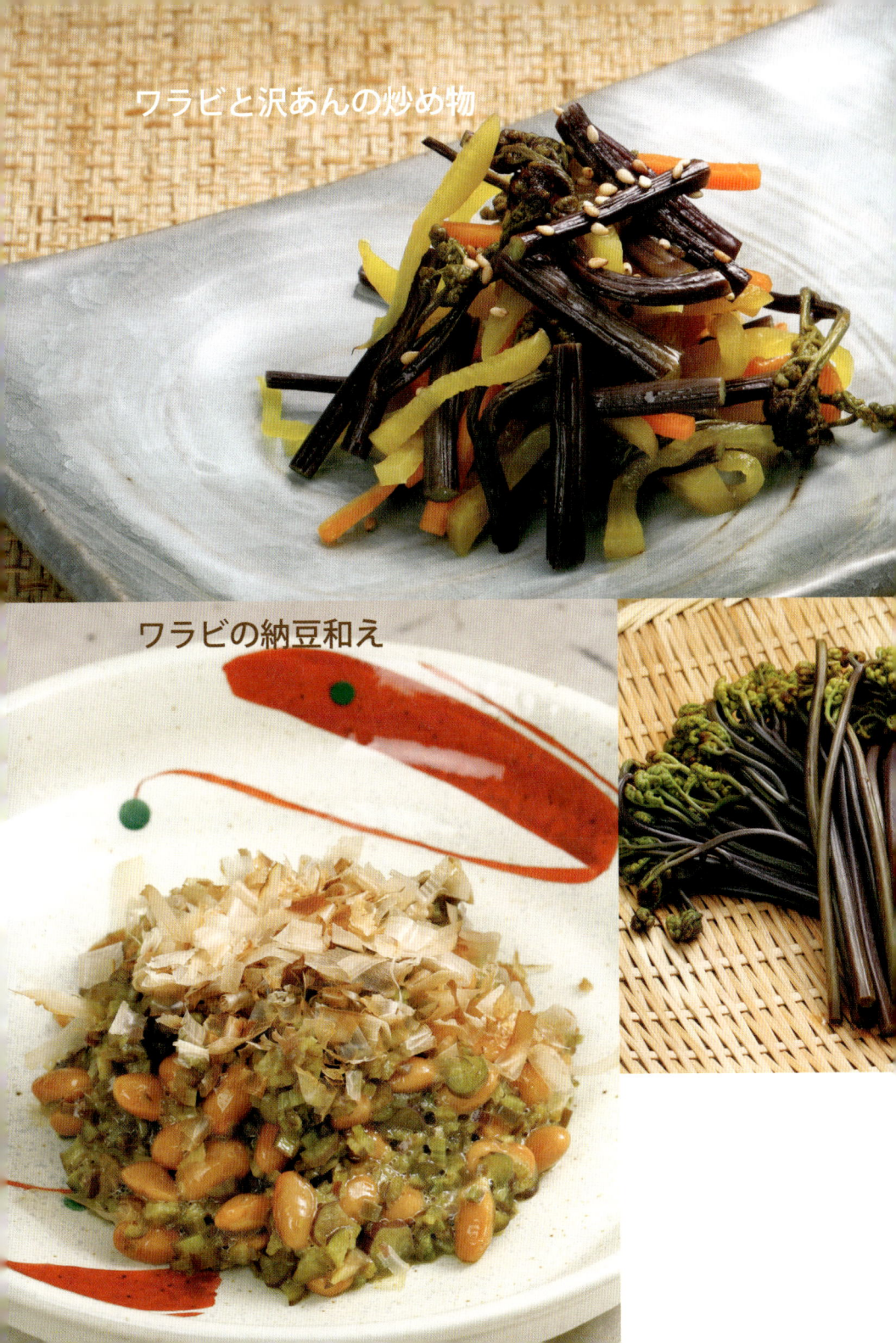

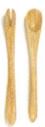

豊富なビタミン、ミネラル、食物繊維
アシタバ

セリ科シシウド属の植物。古くから健康食材として使われてきた。中国の明朝時代の『本草綱目』にも登場するほど。若葉を食用にする。

効能：便秘防止、滋養強壮、貧血改善

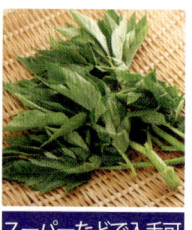
スーパーなどで入手可

アシタバの牛肉巻き

材料（2人分）
- アシタバ4本
- 牛肉スライス100g
- サラダ油大さじ1
- 粉山椒適量

【調味料】
- 赤味噌、砂糖各小さじ1
- しょう油、酒、みりん各大さじ1

作り方
1. アシタバをサッと湯がき冷水で冷した後、よく水気をきる。
2. 牛肉を広げ1を芯にして巻き込みフライパンにサラダ油を敷き、全体に火が通ったら調味料を入れて味をからませる。

アシタバのマカロニサラダ

材料（2人分）
- アシタバ2本
- 白キクラゲ10g
- マカロニ、人参、シメジ各20g
- サラダ菜2枚
- ロースハム4枚

【調味料】
- マヨネーズ大さじ2
- 塩、コショウ各適量

作り方
1. アシタバはサッと湯がき冷水で冷した後、3cmの長さに切ってよく水気をきり、白キクラゲもゆでて戻し、冷水で冷ました後、一口大にちぎる。
2. 人参は銀杏切り、シメジは石付きを取ってほぐしてゆで、マカロニもゆでて水気をきり、ロースハムは櫛形に切っておく。
3. 1、2をマヨネーズで和え、塩、コショウで味を付ける。

MEMO：アシタバ（明日葉）は芽を摘んでも次の日にはもう芽が出て来ることからこの名前が付いている元気な薬草です。

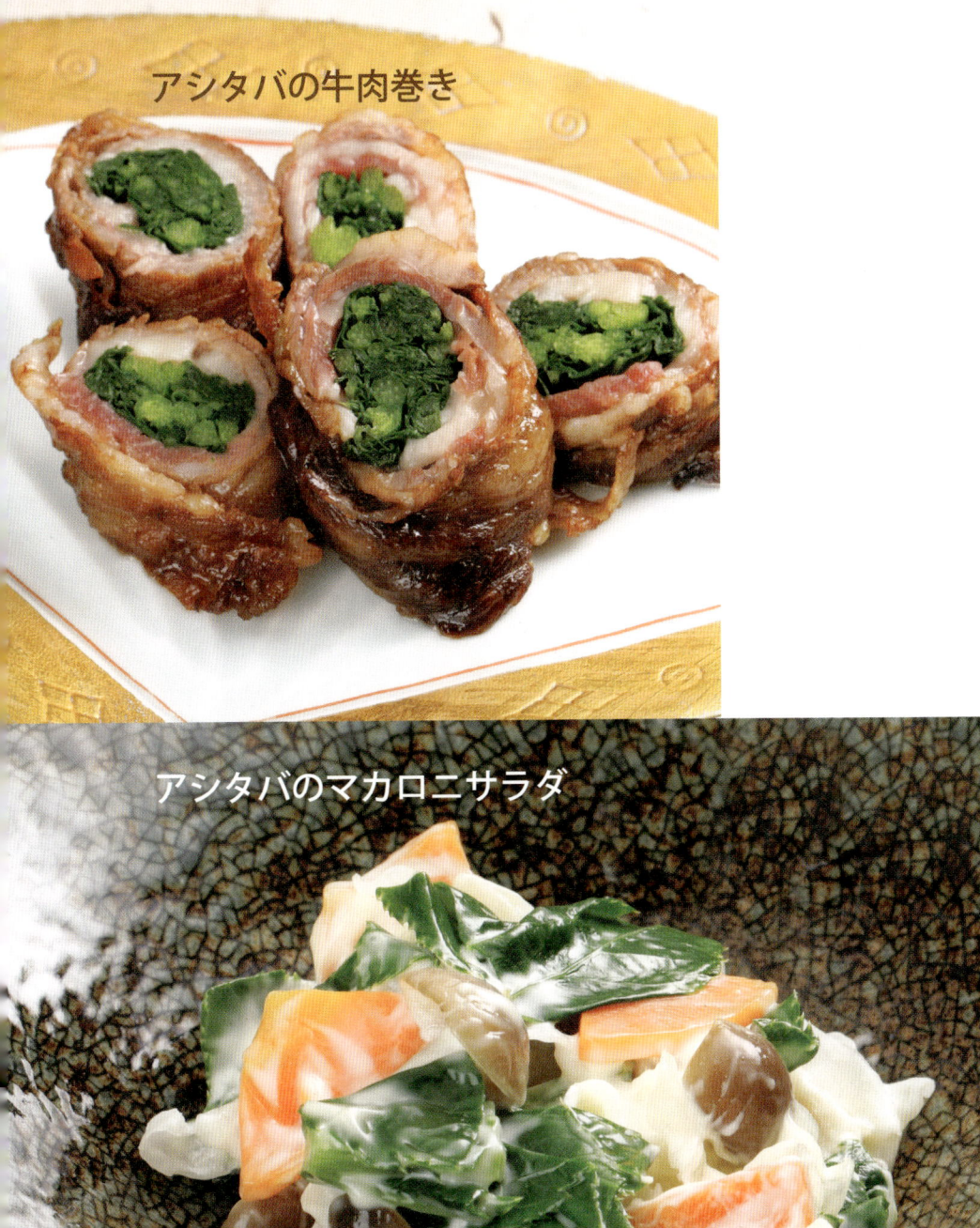

アシタバの牛肉巻き

アシタバのマカロニサラダ

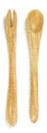

豊富な食物繊維で腸を整える
イタドリ

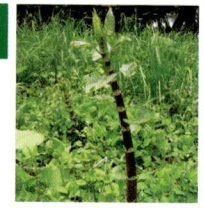

タデ科の多年草。別名スカンポ。日当たりのいい荒地や斜面などさまざまな場所に生育。茎は折り取って生でも食べられる。酸味はシュウ酸によるもの（多食は避ける）。

効能：健胃、利尿

イタドリのベーコン炒め

材料（2人分）
- イタドリ 100g
- ベーコン 30g
- 炒り胡麻適量

【調味料】
- しょう油、みりん各大さじ2
- コショウ適量

作り方

1. イタドリは厚めの笹切りにする。ベーコンは2cm幅に切る。

2. フライパンでベーコンを炒め、油が出てきたらイタドリを入れて2～3分炒め、味を付け胡麻を振る。

イタドリの酢味噌和え

材料（2人分）
- イタドリ 100g
- 剥きアサリ 80g
- 海老 2尾
- ワカメ 40g

【調味料】
- 白味噌 20g　●砂糖 16g
- 酢小さじ1
- かつおだし大さじ1
- からし適量

作り方

1. アサリは鍋で酒煎りして身を取り出す。海老は背わたを取りゆでて皮を剥き半分に切る。

2. イタドリは3cm幅に切った後、アサリ、ワカメと酢味噌で和え、上に海老を盛り付ける。

MEMO：茎が太くて葉があまり出ていないものを採取すると、空洞が少なく肉厚。皮を剥くときは50℃くらいのお湯に5分くらい浸してからやると剥きやすいです。

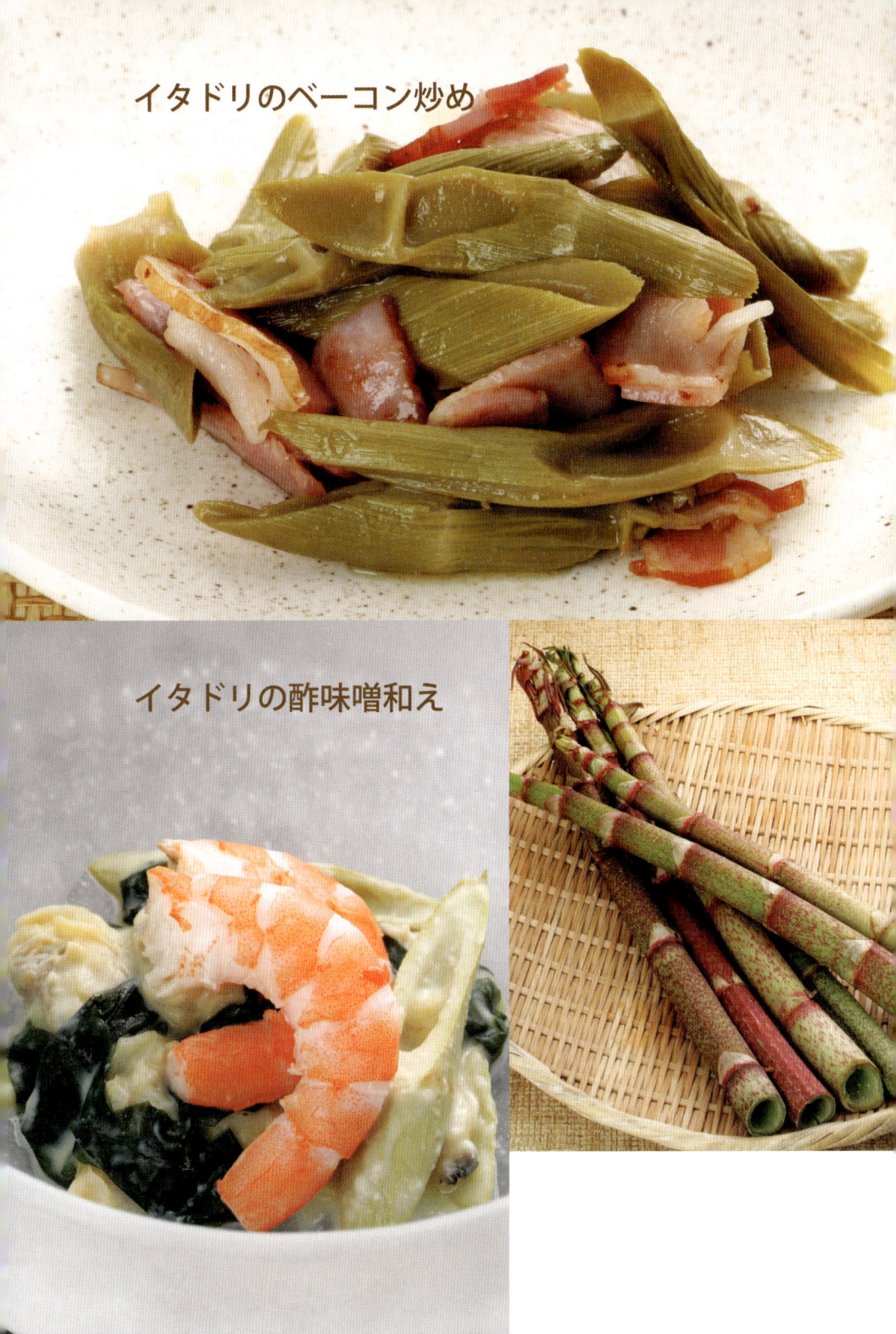

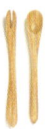

ほろ苦いがクセのない味

オオバギボウシ

オオバギボウシはユリ科の多年草。湿地、原野などに自生している。ギボウシ（擬宝珠）の名は、つぼみの形が宝珠に似ていることからきている。

効能：利尿、健胃

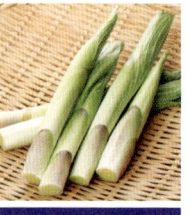
スーパーなどで入手可

オオバギボウシの冷し牛肉巻き

材料（2人分）
- オオバギボウシ 100g
- 牛肉スライス 200g

【調味料】
- 胡麻ダレ（すり胡麻、練り胡麻各大さじ1　しょう油大さじ2　みりん大さじ1　昆布だし大さじ1　豆板醤適量）

作り方

1. オオバギボウシは茎の下の方に縦十文字の切れ目を入れ、長いままゆでて火を通し水で冷ます。

2. 沸騰している湯で牛肉を霜降りして氷水に落とす。

3. 1、2を水切りして、牛肉をギボウシの幅に広げ、巻き込み一口大に切って胡麻ダレを添える。

オオバギボウシの卵とじ

材料（2人分）
- オオバギボウシ 150g
- 剥きアサリ 80g　●ワカメ 40g
- 卵2個　●クコの実 10粒

【調味料】
- かつおだしカップ1
- 薄口醤油大さじ3
- みりん大さじ2　●酒大さじ1

作り方

1. オオバギボウシは3cmに切り、アサリは水洗いして水気を切っておく。

2. 鍋で汁を沸かし、ワカメ、アサリ、ギボウシの順に入れ、一煮立ちしたら、全体にとき卵を入れる。半熟状態になったら、蓋をして1〜2分蒸らし、器に盛り付け、クコの実を散らす。

MEMO：野生のオオバギボウシの若芽はコバイケイソウ、シュロソウなど有毒植物と似ています。間違いないように。

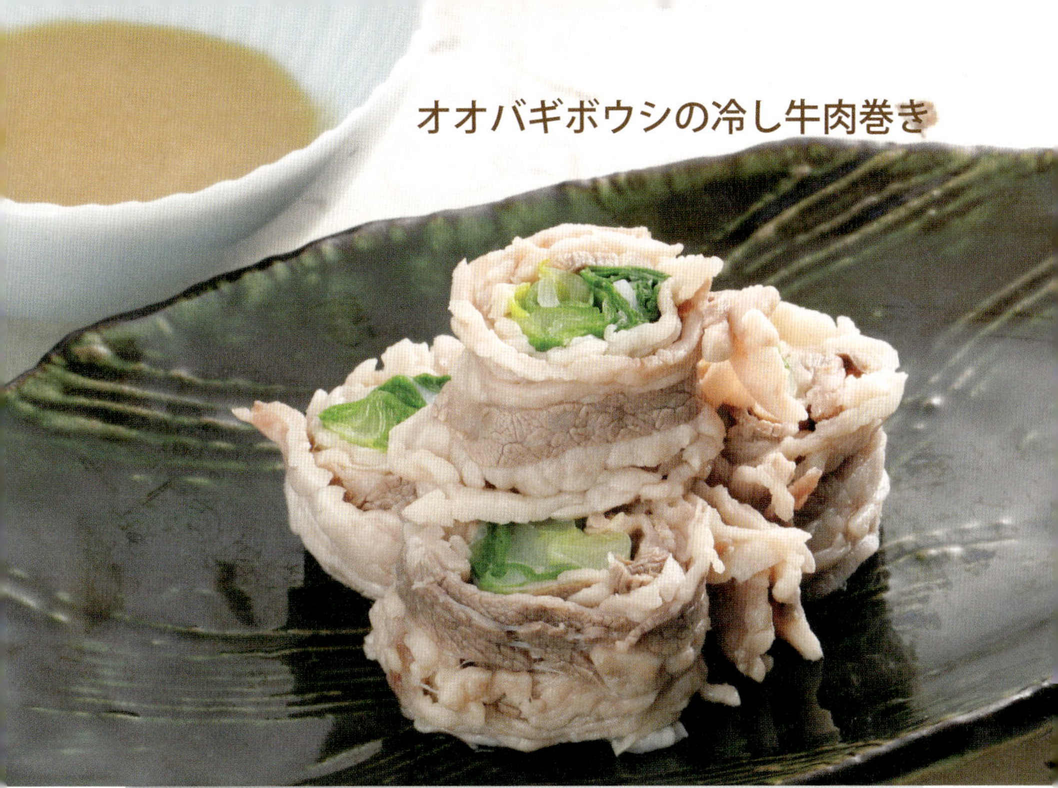

オオバギボウシの冷し牛肉巻き

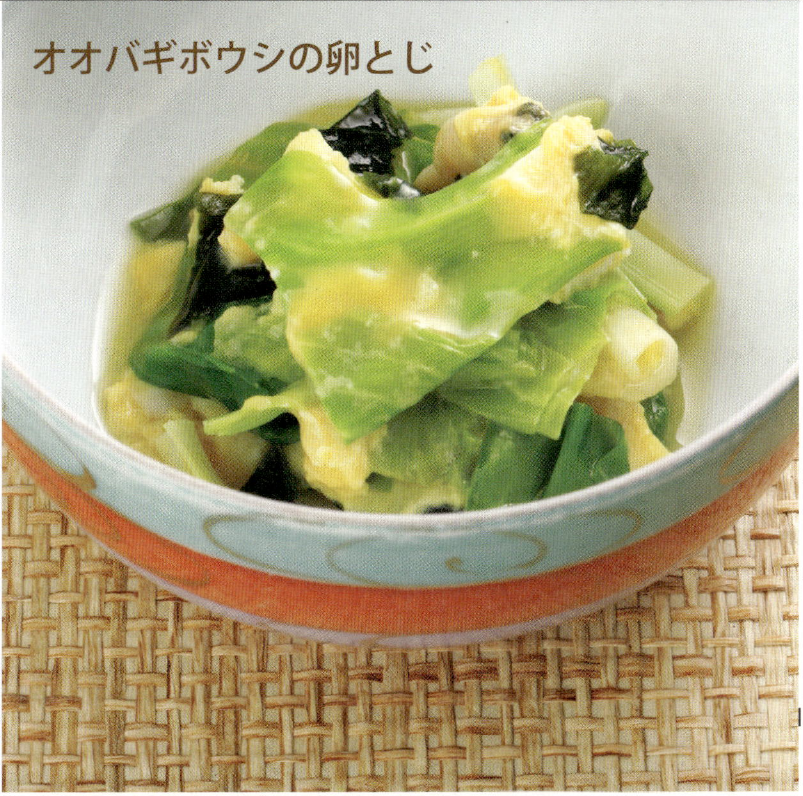

オオバギボウシの卵とじ

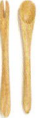

内臓器官の働きを活発にする
サンショウ（木の芽）

ミカン科サンショウ属の落葉低木。低い山の林縁などで見られる。庭でも栽植されている。若い芽は日本料理などの付け合わせになる。熟した果実は香辛料、漢方薬に。

効能：健胃、解毒

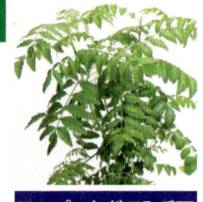
スーパーなどで入手可

筍のサンショウ煮

材料（2人分）
- 水煮筍 300g
- フキ 100g
- サンショウ 30g

【調味料】
- かつおだし 400cc
- しょう油 30cc
- みりん 20cc
- 酒 10cc
- 昆布 5g

作り方

1. フキは鍋に入る大きさにカットして、塩を振りかけ板ずりをして硬めにゆで、冷水に取り皮をむき、3cmに切る。

2. 筍は一口大にカットしてもう一度ゆでて水に落とす。

3. 鍋に2を入れ煮汁をヒタヒタまで入れ、落し蓋をし中火で15分くらい煮て煮汁が鍋半分になったら1を入れ5分くらい煮る。

4. 器に盛付け筍の上に刻んだサンショウをかける。

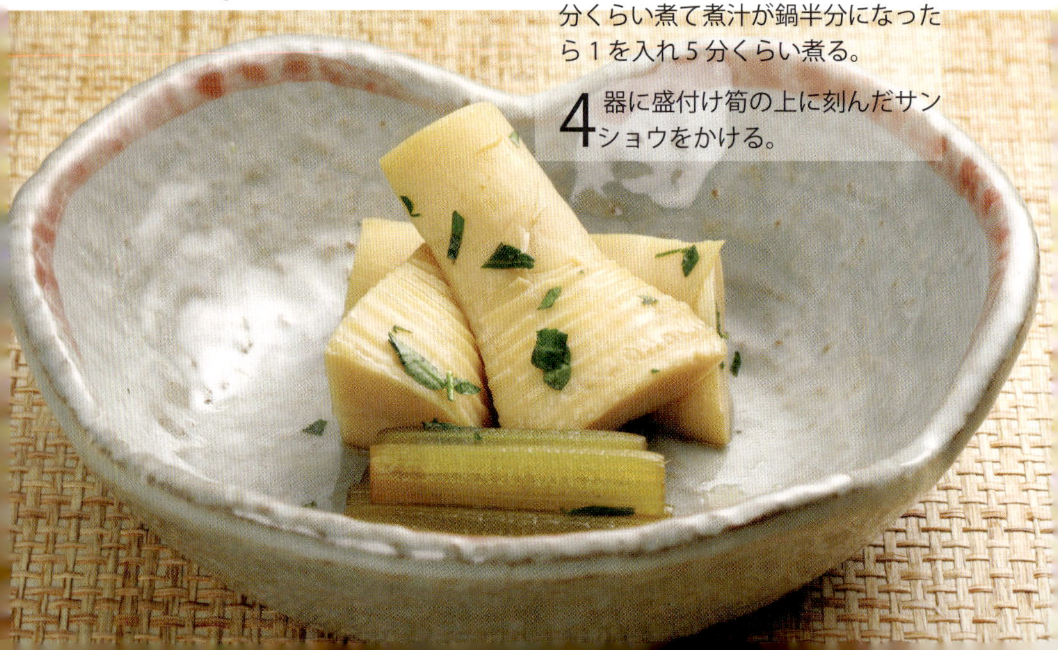

サンショウの木の芽和え

材料（2人分）
- エビ 2 尾
- イカ 50g
- ゆで筍 50g
- ウド 50g
- ほうれん草 20g
- サンショウ 50g
- 塩小さじ 1
- 酢小さじ 1

【調味料】
- 甘味噌（西京味噌 30g　砂糖 15g　みりん、酒各大さじ 1）

作り方

1. 鍋に味噌を入れ中火で5分くらい練り冷ましておく。

2. エビとイカはワタを取り塩ゆでする。エビは皮を剥き、縦半分に切り、イカは輪切りにする。ウドは皮を剥き乱切りにして酢水でサッとゆで水で冷ます。筍も乱切りにしてゆでて水で冷ます。

3. ほうれん草をゆでて冷水で冷ました後、葉の部分をすり鉢ですりつぶし、1の甘味噌とサンショウの刻んだものを入れ、緑色の木の芽味噌を作り、水気を取った2を和える。

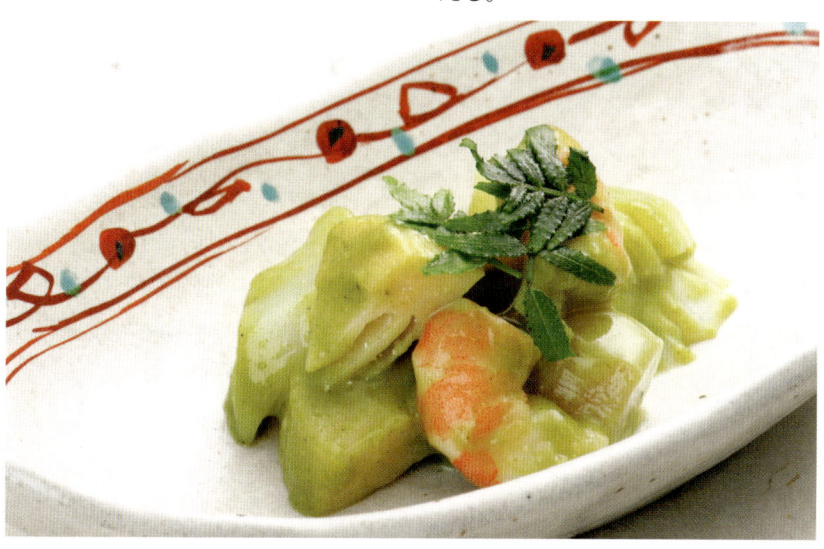

MEMO：採取するときは、トゲに注意し、若葉の付け根から採るようにします。たくさん採れたときは保存袋に入れて冷凍保存もできます。

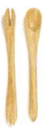

血糖値を下げてくれます！
カキドオシ

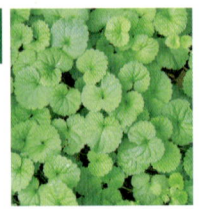

シソ科カキドオシ属の多年草。野原や林縁、垣根沿いなどに群生する。繁殖力は旺盛。ツルが垣根を通りこして伸びることから「垣通し」と呼ばれる。

効能：滋養強壮、健胃、糖尿病改善

カキドオシの餃子

材料（2人分）
- 合挽肉 150g
- カキドオシ 40g
- キャベツ 80g
- ニラ 40g
- ニンニク 1片
- ギョウザ皮 12枚
- 塩適量
- サラダ油適量

【調味料】
- ギョウザタレ

作り方

1 カキドオシと他の野菜はみじん切りにして肉と混ぜ、塩を少し入れて粘りが出るくらいまで混ぜ合わせる。

2 ギョウザの皮で1を包みサラダ油をしいたフライパンで蒸し焼きにする。

カキドオシの焼きうどん

材料（2人分）
- 白玉うどん 2玉
- カキドオシ（中）12枚
- 玉葱 2分の1個
- 椎茸 2枚
- もやし半袋
- 豚コマ肉 80g
- 花かつお 10g
- 紅生姜適量
- サラダ油適量

【調味料】
- かつおだし大さじ3
- しょう油大さじ3
- 酒大さじ2

作り方

1 玉葱、椎茸、豚肉は食べやすい大きさに切り揃えておく。

2 フライパンにサラダ油を敷き、先に豚肉を炒め玉葱、椎茸、もやし、うどんの順に炒め、味を付け、火を止めてからカキドオシを入れて混ぜる。

3 器に盛り付け、花かつおをのせ紅生姜を添える。

MEMO：地面をはうようにツルが伸びているので、よく水洗いしてから使用してください。茎が長いので葉の部分だけ摘んで採取します。

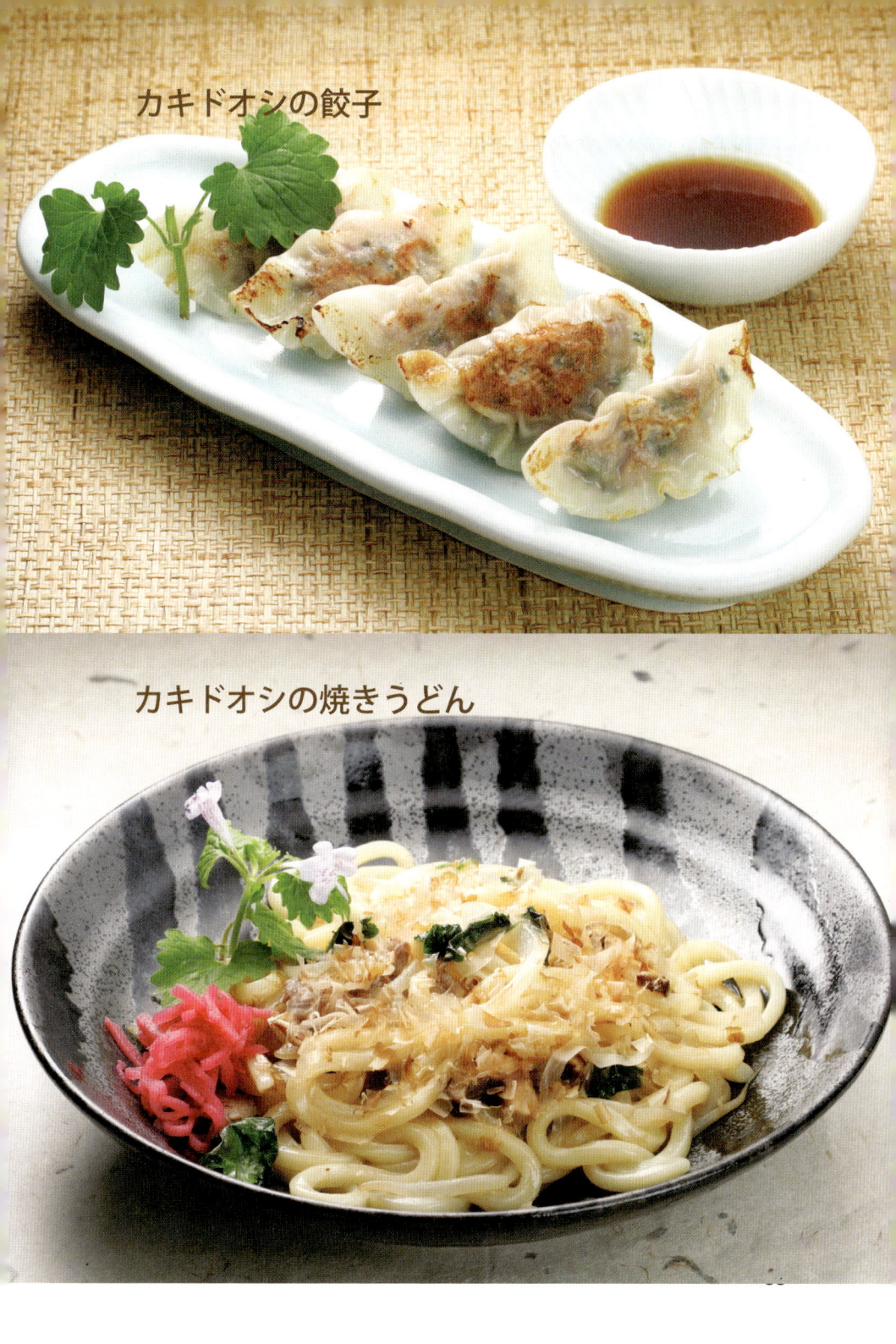

カキドオシの餃子

カキドオシの焼きうどん

ミネラルが多く、貧血予防にも！
セリ

セリ科の多年草。湿地や田畑の近辺に生育する。春の七草の一つで、早春が食べごろ。香りがよく鍋物にはおなじみ。ビタミンも豊富。

効能：利尿、血圧改善、食欲増進

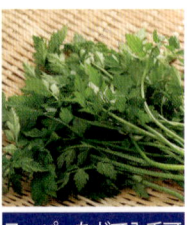

スーパーなどで入手可

セリの胡麻和え

材料（2人分）
- セリ 200g
- 炒り胡麻 50g

【調味料】
- 砂糖小さじ 2
- しょう油小さじ 2

作り方

1　水洗いしたセリをサッとゆでて冷水に落とす。

2　すり鉢で胡麻を半ずりして味を付け、水切りした1を和える。

セリの親子和え

材料（2人分）
- セリ 200g
- 根 100g
- しらす干し 30g
- 千切り生姜 10g

【調味料】
- 酢、しょう油、砂糖各大さじ 1

作り方

1　根の部分は手でもみ洗いして土をよく落とした後、3cmの長さに切りサッとゆでて水にさらし、茎も同様にゆでる。

2　調味料で三杯酢を作り、水切りした1としらす干し、生姜を入れ和える。

MEMO：根も食べられます。土をよく洗ってから使用してください。

セリの胡麻和え

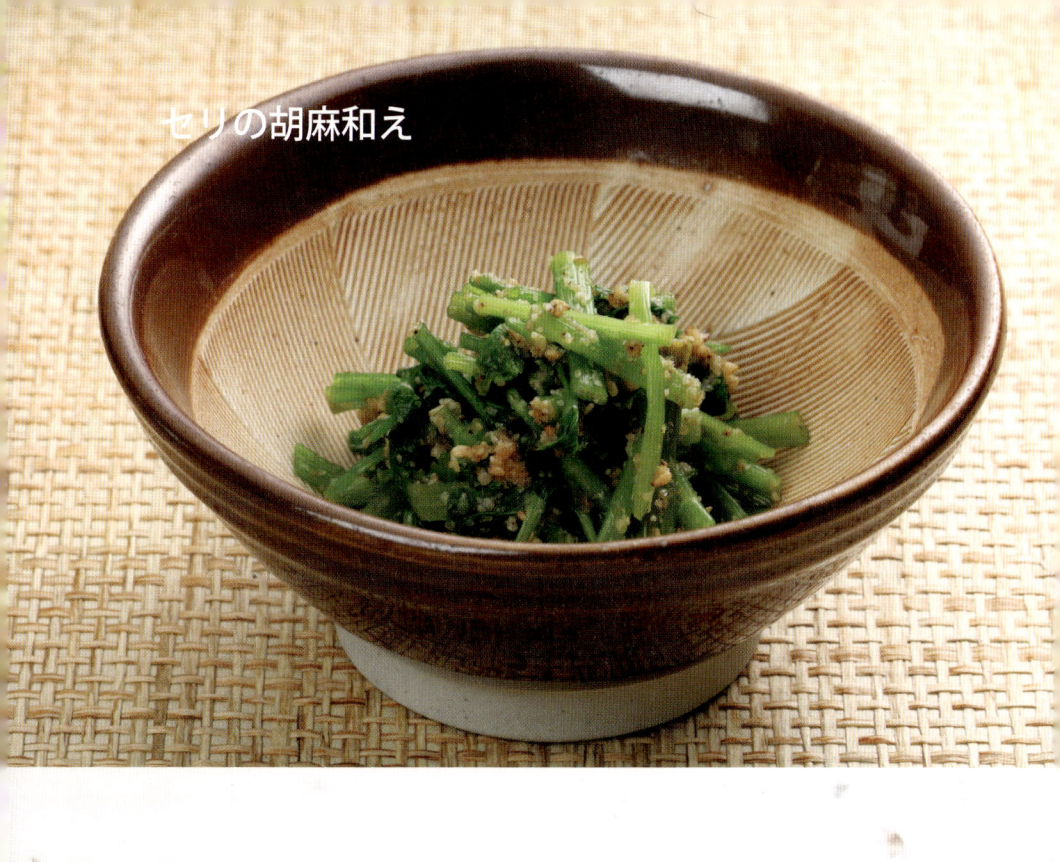

セリの親子和え

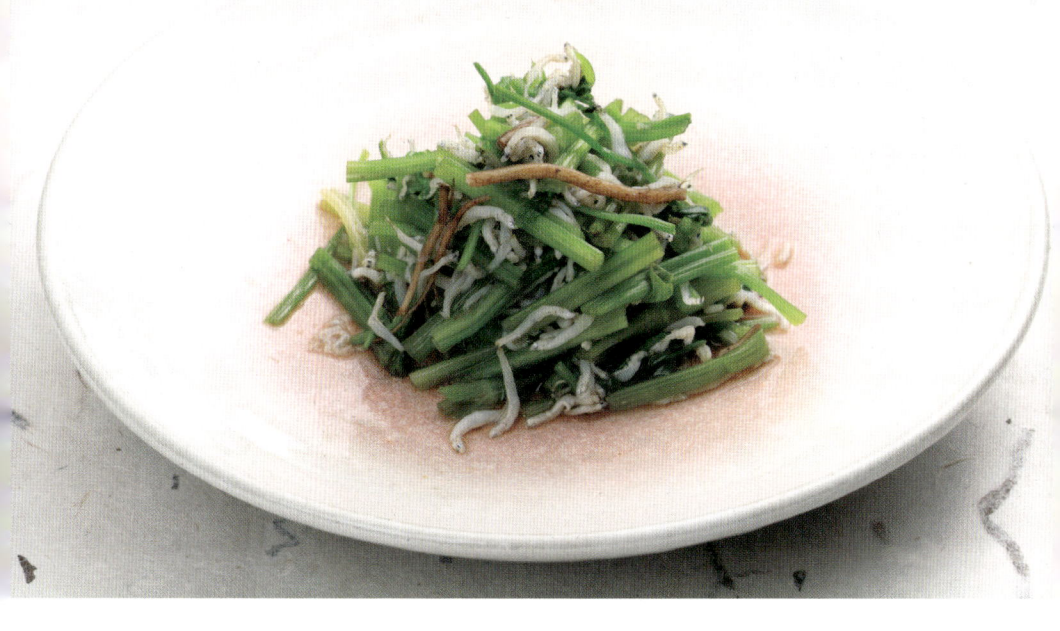

セリの鶏鍋

材料（2人分）
- セリ 100g
- しめじ、椎茸、白菜、ねぎ各 50g
- かまぼこ 30g
- 鶏もも肉 200g

【調味料】
- 鶏ガラスープカップ 3
- 薄口醤油 50cc
- 酒 30cc
- みりん 30cc
- コショウ適量

作り方

1 野菜類、鶏肉は食べやすい大きさにカットしておく。

2 土鍋で鍋汁を沸かし鶏肉が煮えたら野菜類を入れる。

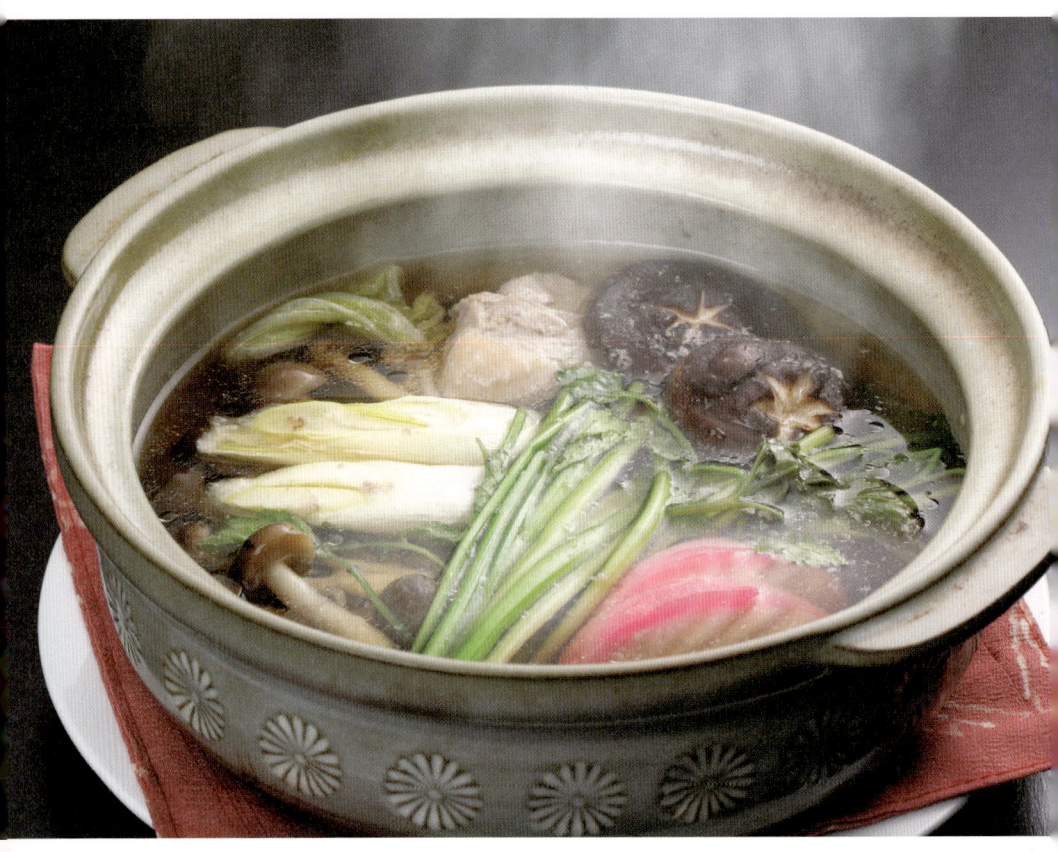

簡単、お手軽！
四季で味わうとっておき薬草料理

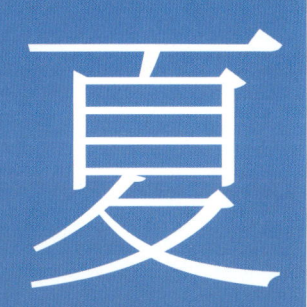

夏

民間薬としても定番です
ユキノシタ

ユキノシタ科ユキノシタ属の多年草。日当たりのあまりよくないところに生育。葉の表面は緑色、裏は紫色をしているものと、淡緑色のものがある。どちらも使用可能。名の由来は、冬になっても枯れないことからきている。

効能：利尿

ユキノシタの煮びたし

材料（2人分）
- ユキノシタ 20枚
- 白菜 1枚
- 絹サヤ 6枚
- 油揚げ 1枚
- ツナ缶 20g
- クコの実 2粒

【調味料】
- かつおだしカップ 1
- 薄口醤油大さじ 2
- みりん大さじ 2

作り方
1. ユキノシタと他の野菜、油揚げは5mm幅に切り揃えておく。
2. 鍋で煮汁を沸かし、材料を入れ中火で5〜6分煮る。冷めるまでそのままおき、盛り付けた後、クコの実をのせる。

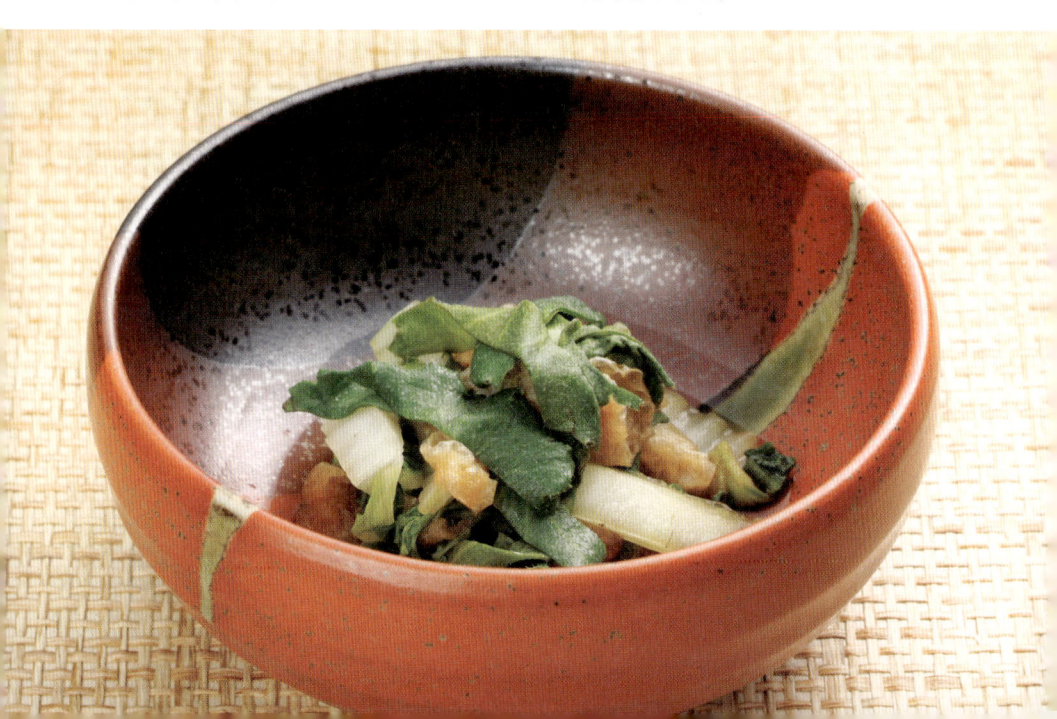

ユキノシタと野菜の塩もみ

材料（2人分）
- キャベツ 50g
- 人参、胡瓜各 30g
- ユキノシタ 10 枚
- おろし生姜、炒り胡麻各適量

【調味料】
- 塩小さじ 1

作り方

1. ユキノシタを荒く刻み熱湯をかけ、水に落とし水気をきり、塩もみしてアクを取り再び水にさらしてから水気を切っておく。

2. キャベツはザク切り、人参は千切り、胡瓜は小口切りにして、1 と共にボールに入れ塩もみをする。しんなりしたらビニール袋に入れて空気を抜き、閉じて冷蔵庫で 2〜3 時間休ませる。

3. 2 の余分な水気を絞り、おろし生姜、炒り胡麻を混ぜ、盛り付ける。

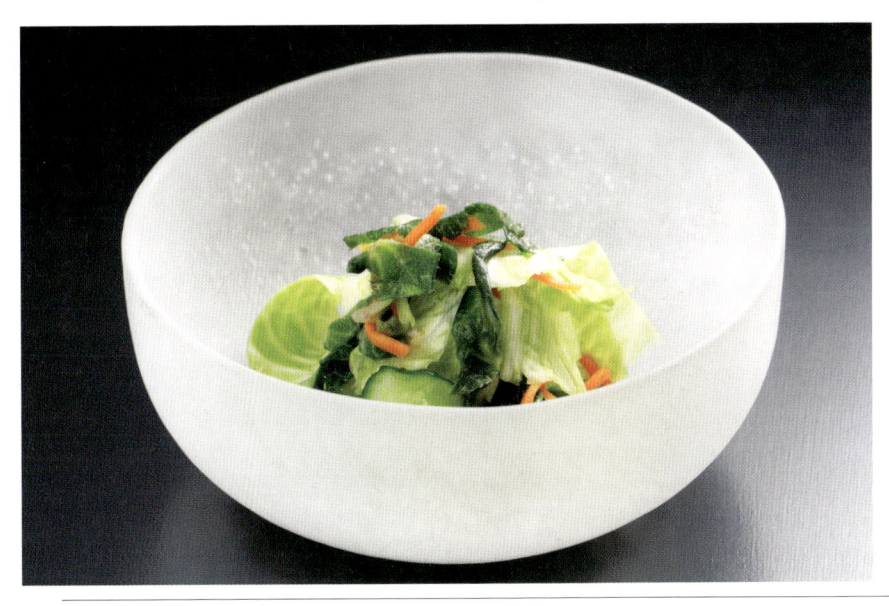

MEMO：葉の裏が赤いほうが軟らかくておいしいです。葉を採取するときは、ハサミを使うとやりやすいです。

ビタミンやミネラルの栄養素がたくさん！
アロエベラ

アロエの代表的な品種。ビタミン・ミネラルなど栄養素が豊富。葉は肉厚で、水分をたっぷり含んだゼリーのよう。ジュース・健康食品・化粧品として利用されている。

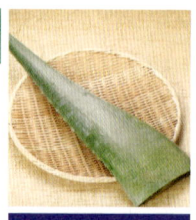

効能：健胃

スーパーなどで入手可

アロエベラのかき揚げ

材料（2人分）
- ムキ海老 30g ●玉葱 50g
- 椎茸 2枚 ●アロエベラ 50g
- 卵半個 ●小麦粉、水適量
- サラダ油適量

【調味料】
- 天つゆ（かつおだし大さじ4 しょう油、みりん各大さじ1）

作り方

1 玉葱、椎茸、アロエベラは1cm角の賽の目に切る。アロエは熱湯をかけた後、冷水で冷まし、水気を切った後、小麦粉をまぶす。

2 少し固めの天ぷら衣を作り、1の具とムキ海老を混ぜ、スプーンを使って180℃の油でかき揚げを作る。

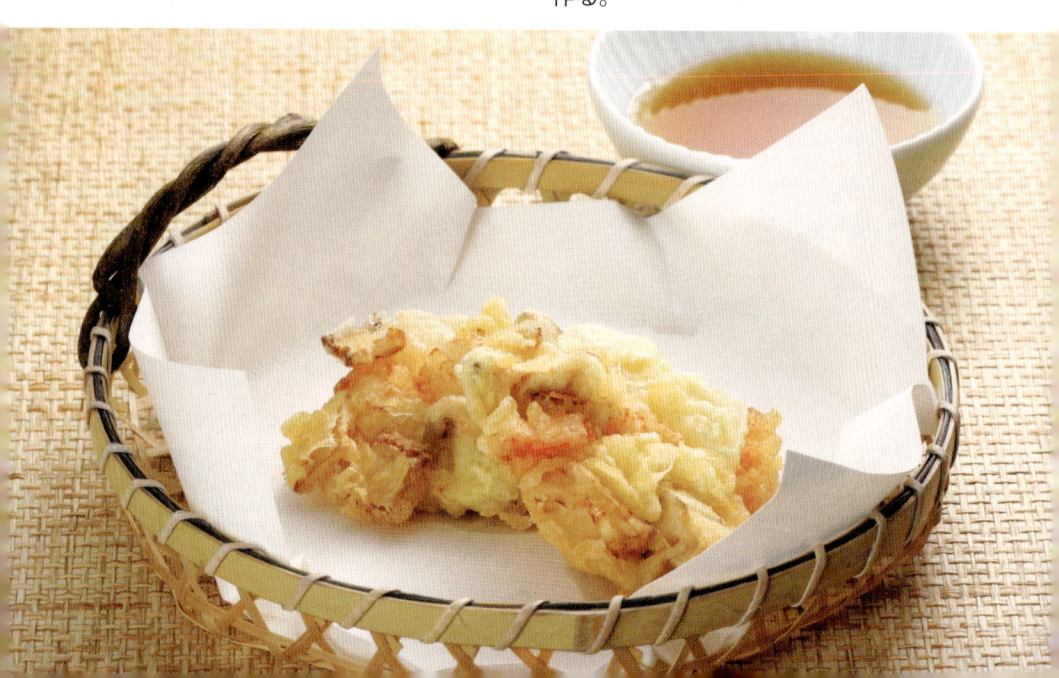

アロエベラの黄身酢かけ

材料（2人分）
- アロエベラ 50g
- 白キクラゲ 10g
- 胡瓜半本
- ワカメ 30g
- 貝柱 1 個
- 梅酢大さじ 2
- 塩適量

【調味料】
- 黄身酢（かつおだし大さじ 4　酢大さじ 1　砂糖小さじ 1　塩小さじ 4 分の 1　卵黄 1 個　練りからし適量）●酢洗い用（酢、砂糖、薄口醤油各大さじ 2）

作り方

1 アロエは皮を剥き、3cm の長さの拍子切りにして熱湯をかけ冷水で冷まし、水気を切った後、梅酢をからませる。白キクラゲはゆでて水にさらし、一口大にちぎり水気を切り酢洗いをする。胡瓜は小口切りにして軽く塩をして、しんなりしたら水気を絞り酢洗いをする。ワカメも酢洗いをしておく。

2 貝柱は 4 枚に切り、塩を振って 10 分くらいおき水洗いした後、酢に 5 分浸ける。

3 黄身酢の材料を鍋に入れ、木ベラでかき混ぜながら弱火で 5 分くらい練って冷ます。（マヨネーズ状になるまで）

4 材料をバランスよく器に盛り、冷ました黄身酢をかける。

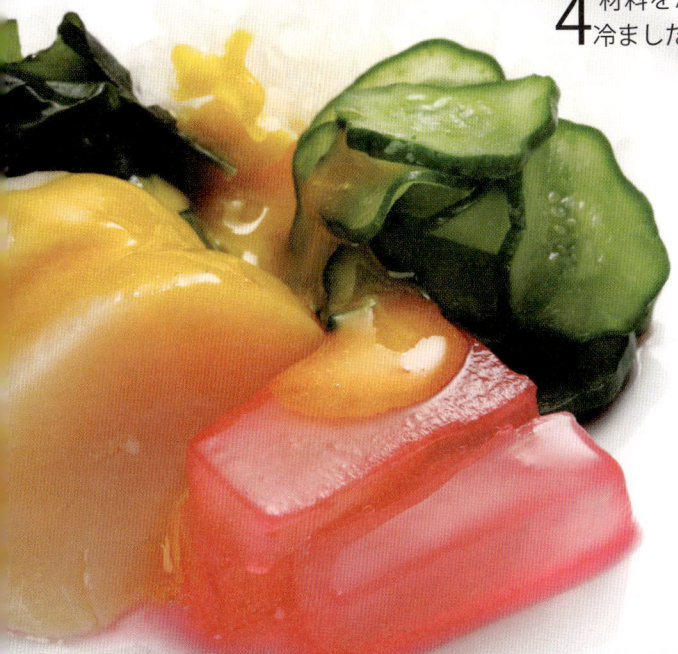

MEMO：食用のアロエベラは苦味が少なく食べやすいです。ヌメリを取るには、皮を剥いた後、熱湯をかけると取れます。

食欲増進、血行の促進に！

生姜 (ショウガ)

ショウガ科の多年草。芳香と辛味があり、世界中の料理で使用されているもっともポピュラーな香辛料。日本では平安時代から栽培されている。

効能：健胃、消化促進、鎮咳、血行改善

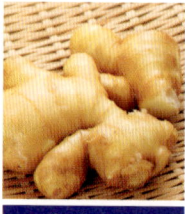

スーパーなどで入手可

生姜ご飯

材料（2人分）
- 精白米カップ 1.5
- 生姜 20g
- 人参 10g
- ヒジキ 10g
- 炒り胡麻適量

【調味料】
- 水カップ 1.4
- しょう油大さじ 3
- みりん大さじ 1
- 酒大さじ 1

作り方

1. 米は洗ってザルで水を切っておく。
2. 生姜、人参は粗千切り、ヒジキは水で戻しザクに切っておく。
3. 1を炊飯器に移し、水と調味料を合わせた汁を米の1.2割り増し入れたら、2の具を乗せて炊き上げる。蒸らし終えて飯器に盛り胡麻を振る。

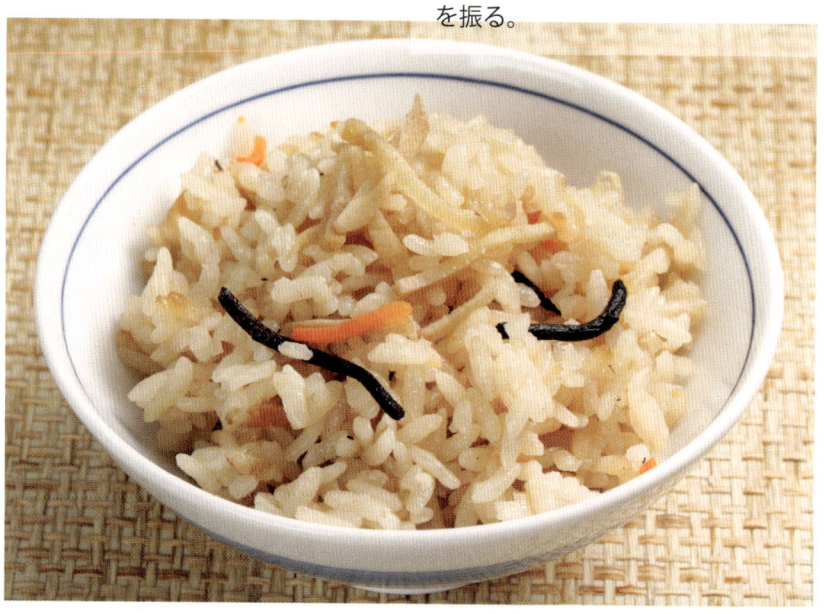

生姜のべっ甲煮

材料（2人分）
- 生姜 40g

【調味料】
- 砂糖大さじ3
- しょう油大さじ1

作り方

1 生姜の汚れを取り金串等を使って全体に針打ちして鍋に入れ、かぶるまで水を張り中火で30分ゆでた後、水に30分さらす。この作業を4～5回繰り返す。

2 さらし終えた生姜をかぶるまで水を張り、砂糖を入れ中火でしばらく煮て、汁がひたひたになったら、しょう油を加え途中で上下を変えながら煮汁がなくなるまで煮詰める。

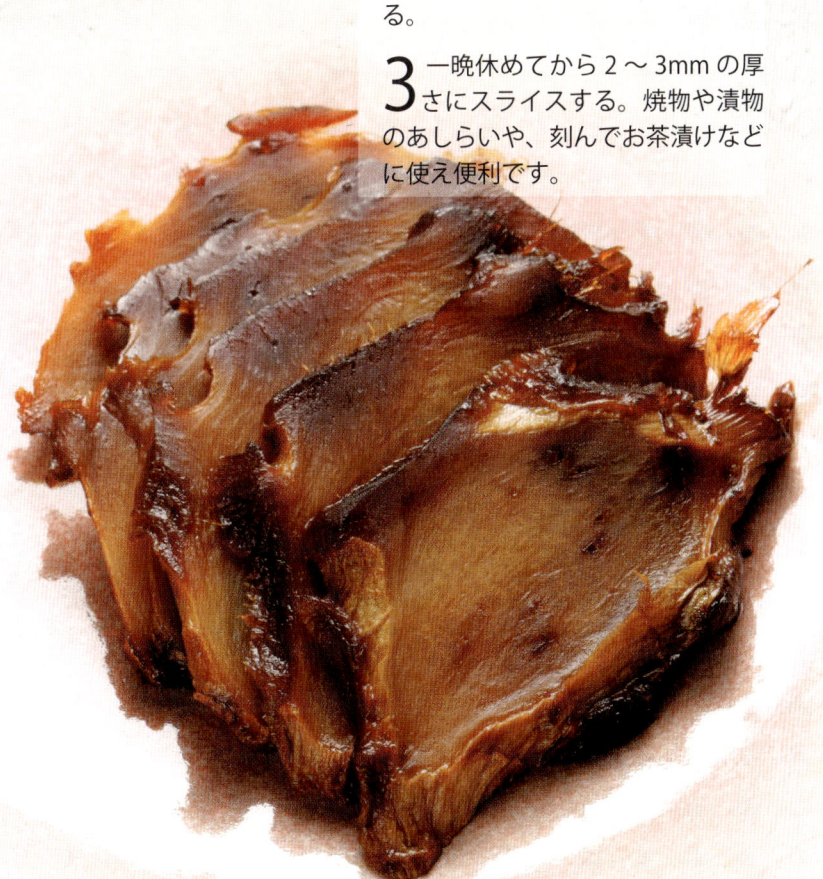

3 一晩休めてから2～3mmの厚さにスライスする。焼物や漬物のあしらいや、刻んでお茶漬けなどに使え便利です。

鉄分はじめ各種ミネラルで貧血予防！

金針菜（キンシンサイ）

ユリ科のホンカンゾウの花のつぼみ。黄色で細長く針のようだから、金針菜と名づけられた。中華料理の食材。鉄分がホウレンソウより豊富。

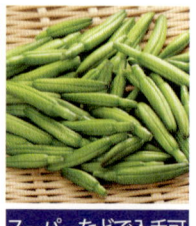

効能：補血、利尿

スーパーなどで入手可

金針菜の串焼き

材料（2人分）
- 金針菜（生）100g
- 椎茸 4 枚
- 鶏砂肝 80g
- サラダ油大さじ 2
- 竹串 10 本

【調味料】
- 塩　コショウ各適量
- 生姜醤油（しょう油大さじ 1　酒小さじ 1　しぼり生姜適量）

作り方
1. 椎茸は半分に切る。砂肝は青白い皮を取り除き親指大に切る。金針菜はそのままで、それぞれを竹串に刺す。
2. フライパンにサラダ油を敷き、先に砂肝を両面焼いて八分通り火が通ったら金針菜も一緒に焼き塩、コショウして味を付ける。
3. 椎茸は 2 と同じ要領で焼き、生姜醤油で味を付ける。

金針菜の信田巻き

材料（2人分）
- 金針菜 120g
- 油揚げ 2 枚
- 干瓢 30g
- 塩適量

【調味料】
- かつおだしカップ 1.5
- 薄口醤油大さじ 20cc
- みりん大さじ 20cc

作り方
1. 油揚げの面を切り取り縦半分に切って熱湯をかけ油抜きをする。
2. 干瓢は塩もみしてアクを取り水洗いして水気を絞っておく。
3. 油揚げを開き、表を上にして広げ金針菜を巻き、干瓢でしばる。
4. 鍋に 3 を入れ煮汁を張って中火で 7〜8 分煮る。

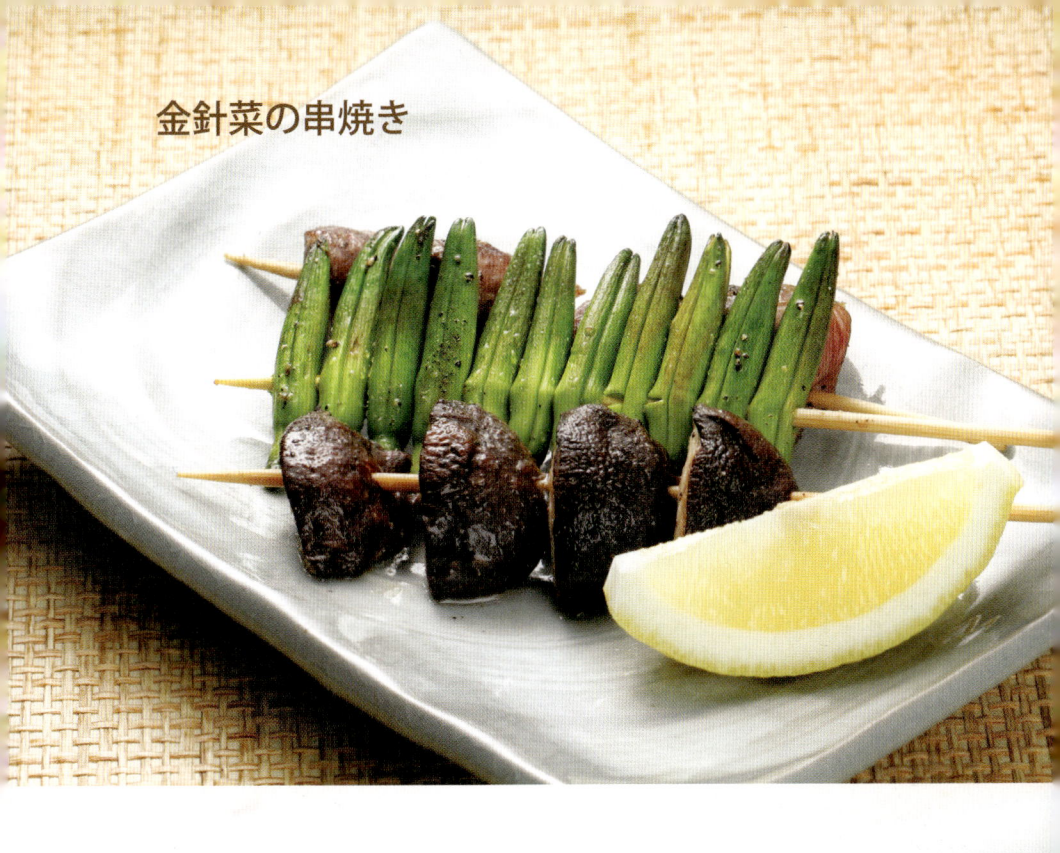

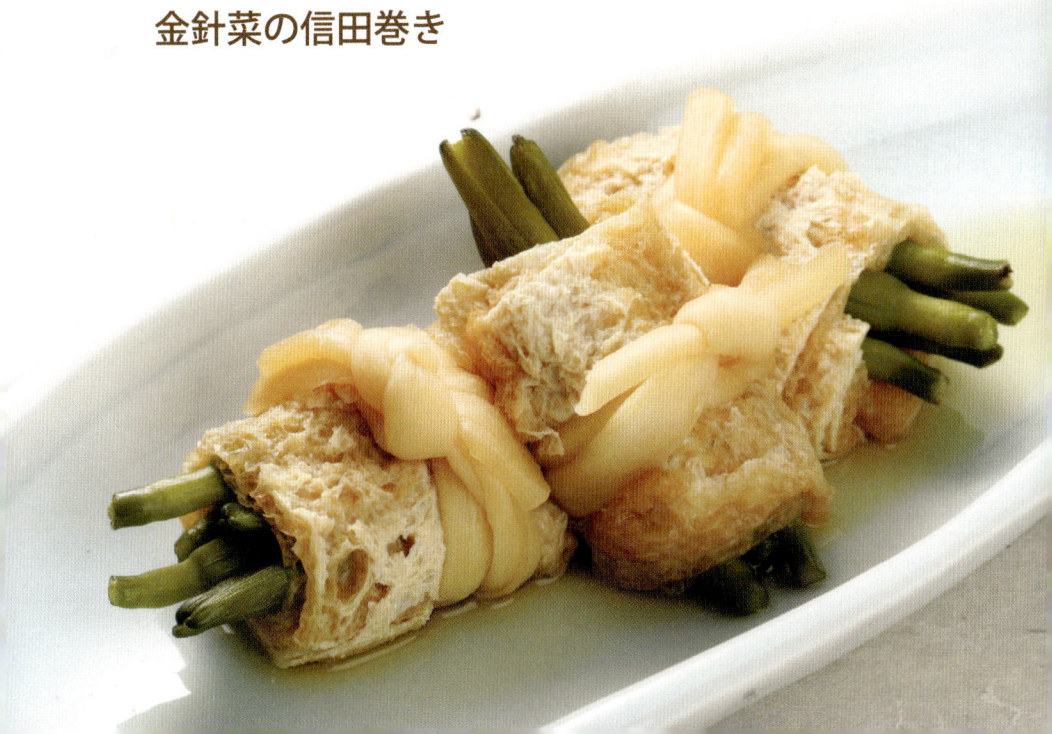

金針菜の串焼き

金針菜の信田巻き

ビタミンCで免疫力アップ！
ニガウリ

ウリ科ニガウリ属の多年生植物。果肉が苦いため「ニガウリ」。沖縄では「ゴーヤー」。果皮にビタミンあり。健康野菜・ダイエット食品として注目。

効能：糖尿病、高血圧症の改善

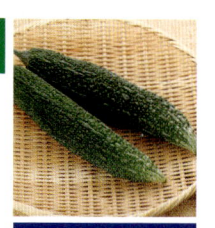

スーパーなどで入手可

ニガウリのポテトサラダ

材料（2人分）
- 馬鈴薯 2個
- ニガウリ 50g
- 人参 30g
- 玉葱 15g
- リンゴ 30g
- ゆで卵 1個　●クコの実 2つぶ
- ロースハム 2枚

【調味料】
- マヨネーズ、塩、コショウ各適量

作り方

1 馬鈴薯を洗い皮付きのまま半分に切り、ゆでて皮をむき、ゆで卵と一緒につぶす。人参は皮を剥き銀杏切りにしてゆでる。玉葱は薄く切った後、塩もみして水にさらし辛味を抜く。りんごとロースハムは人参の大きさに切り揃える。

2 ニガウリは種を取り薄く小口切りした後、塩もみして熱湯をかけてから水に10分くらいさらす。

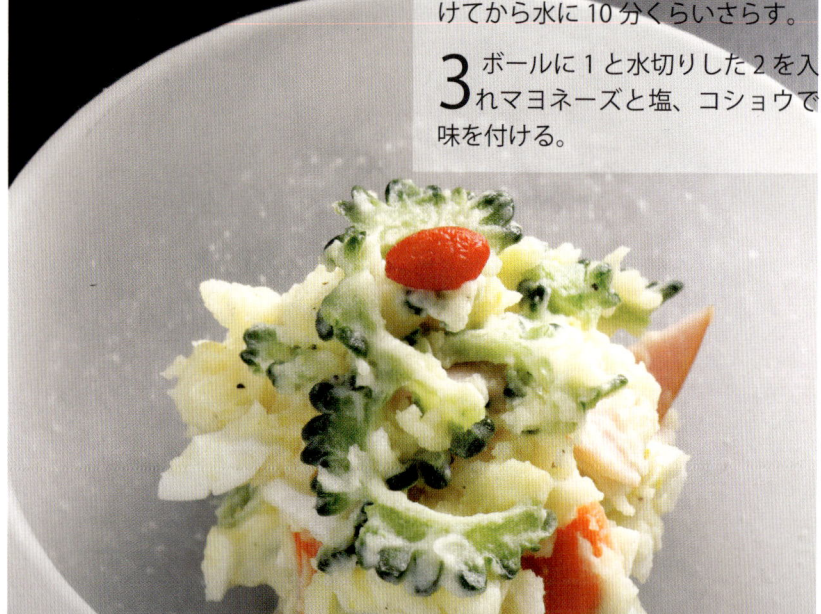

3 ボールに1と水切りした2を入れマヨネーズと塩、コショウで味を付ける。

ニガウリの焼きびたし

材料（2人分）
- ニガウリ2分の1本
- 油揚げ2分の1枚
- カニかまぼこ1本
- かつお節 5g

【調味料】
- かつおだし大さじ1
- しょう油大さじ2
- しぼり生姜小さじ1

MEMO：白い綿の部分が特に苦味が強いので、スプーンなどを使って丁寧に取り除くと後の処理が楽です。

作り方

1. ニガウリを縦に切りスプーンで白い綿の部分と種をきれいに取り、ガスコンロに餅網を置き、中火でしんなりするまで両面焼き冷水で冷ました後、薄く小口切りにして苦味がある程度抜けるまで水にさらす。

2. 油揚げも弱火で1の要領のように焼き縦半分にした後、3mm幅に切る。カニかまぼこは縦に裂いておく。

3. 生姜醤油を作り、1、2を和え、盛り付けして上にかつお節をかける。

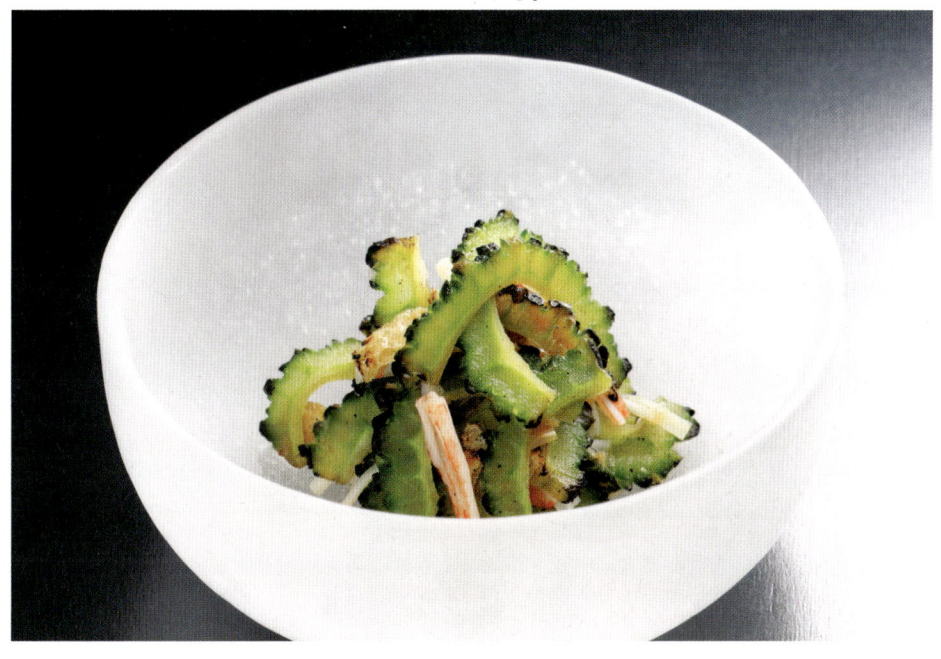

古くから万能の薬草として知られる

高麗人参 (朝鮮人参・薬用人参)

ウコギ科の多年草。原産地は朝鮮半島。八百屋の「にんじん」とは別物。不老長寿の薬として知られ、利用の歴史は数千年におよぶ。

効能：滋養強壮、血糖値改善

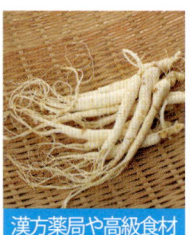

漢方薬局や高級食材を扱うスーパーなどで入手できます。

高麗人参の蜂蜜浸け

材料（2人分）
- 高麗人参 100g
- 黒胡麻 5g
- サラダ油適量

【調味料】
- 蜂蜜大さじ3

作り方

1. 高麗人参を5mmの厚さの笹切りにして、180℃の油で揚げ熱いうちに蜂蜜と黒胡麻をからめる。そのまま食べてもよいが、和え物の天盛り、デザートの付け合せなどとして使用すると一味変わった品ができます。

高麗人参のけんちん汁

材料（2人分）
- 高麗人参 20g
- 椎茸 2枚
- 人参、牛蒡、こんにゃく各30g
- 三つ葉 5g
- 豆腐 3分の1丁
- サラダ油適量

【調味料】
- かつおだしカップ 1.5
- 薄口醤油大さじ3　●酒大さじ1
- 塩適量　●コショウ適量

作り方

1. 野菜類は小さめの食べやすい大きさに切り揃える。豆腐は水切りをする。

2. 鍋にサラダ油を敷き、1の材料（三つ葉以外）を入れ、軽く炒める。

3. かつおだしを入れしばらく煮て材料に火が通ったら味を付け、火を止め三つ葉、コショウを入れる。

MEMO：聞いた話ですが、中国、韓国、北朝鮮の国境がある山で取れるものが高品質で中国側で取れた人参を薬用人参、韓国側が高麗人参、北朝鮮側が朝鮮人参と呼ばれているそうです。

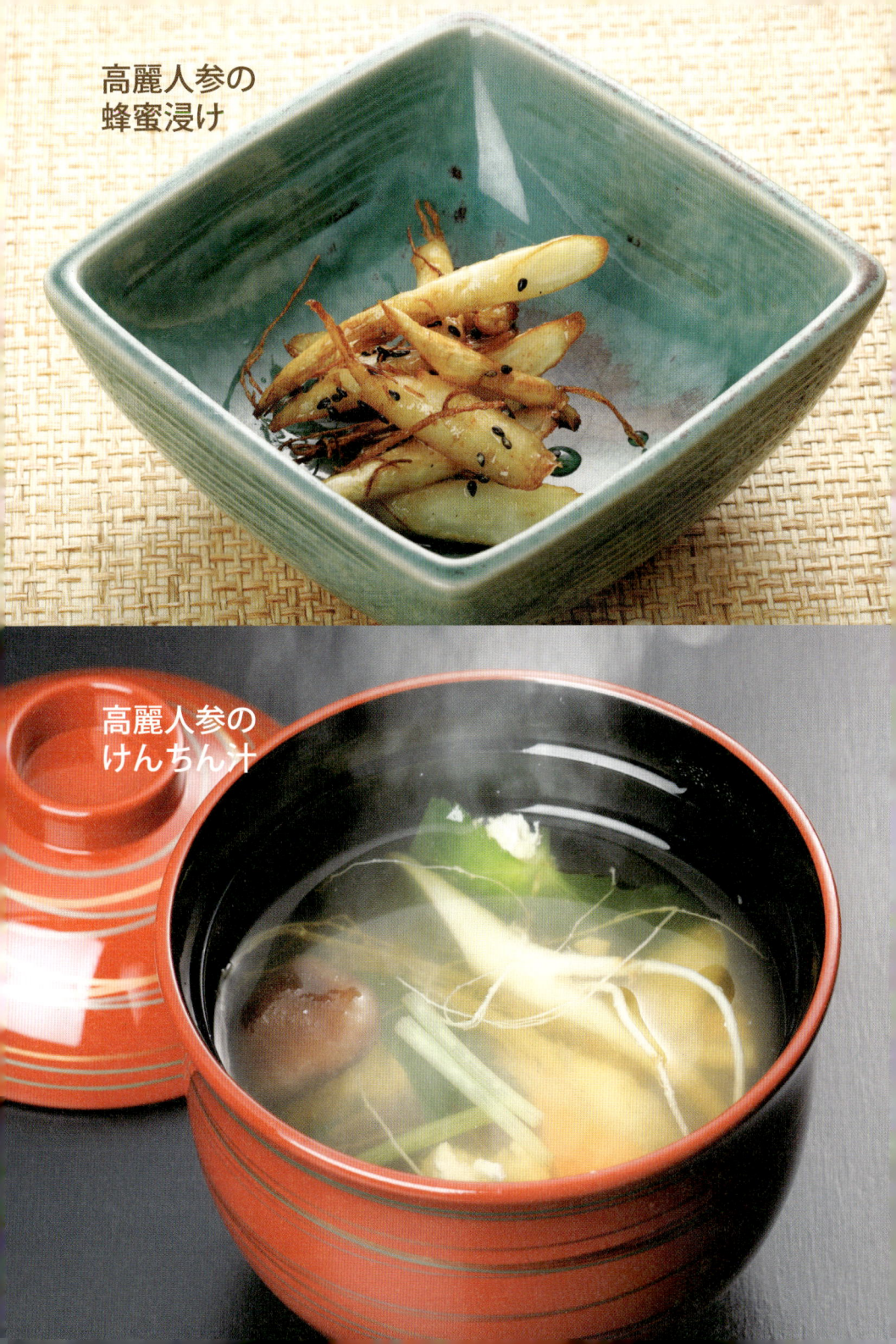

高麗人参の
蜂蜜浸け

高麗人参の
けんちん汁

column
薬草園への誘い

　本書では、数ある薬草の中のほんの一部しかご紹介していないが、ふだんの生活ではなじみの薄い、あるいはうろ覚えの薬草を利用するには注意が必要である。特に、食する際には、毒草を見分けたり、体への作用の激しい薬草との区別も確実にしなければならない。

　そのためには、万巻の書物をひもとくよりも、実際の薬草の姿を見ることが大事。山野で実際の薬草の姿を観察することができればいいが、薬草園に足を運ぶのが得策である。

　薬草は、利用する時期の姿と成長の各段階の姿は当然異なっている。中には採取時期の姿は毒草と区別がつきにくかったり、逆に採取時期には容易に他と区別のつく例もある。薬草を見極める目を養うためにも、大いに薬草園をご利用いただきたい。

　最近の薬学部人気で、各地の大学で新たに薬学部ができている。その場合、大学の設置基準で薬草園を設置することになっており、当然薬草の専門家がいる。また、大学だけではなく、各地の植物園の薬草コーナー、製薬会社の薬草園、民間の趣味でつくった薬草園、自治体がつくった薬草園もある。

　薬草文化は、人類の古い歴史の中でその使用のノウハウが積み重なったものである。薬草という有用性植物ゆえに、食品になったり、工芸に使われたり、染色に使われたり……。これらの歴史には、植物の分類学でも、医学でも、健康法でも十分な興味が詰まっている。かけられたベールを一枚ずつ剥がすことによって、私たちの知的好奇心を十分にくすぐってくれる。

　薬草園というところはそのような人々が自然と集まる場所である。いや、たぶん同じような興味を持った人々と出会う確率の高い場所である。ぜひ訪ねていただきたい。

（田中俊弘）

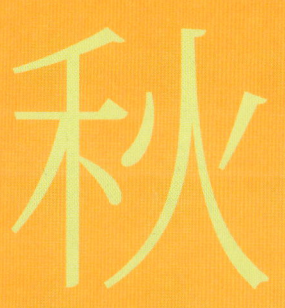

簡単、お手軽！
四季で味わうとっておき薬草料理

秋
+通年

滋養強壮に効果あり！
ハスの実

レンコンの地上に咲いたハスの花の実。精進料理に欠かせない食材の一つで、食物繊維が豊富。古代の中国では、皇帝への貢物にもなったという。

効能：疲労回復

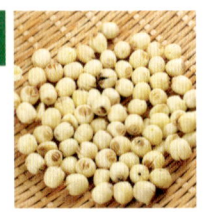

ハスの実のバター焼き

材料（2人分）
- ハスの実（乾燥物）20個
- シシトウ6本
- マイタケ50g

【調味料】
- バター15g　塩、コショウ各適量

作り方

1 ハスの実はぬるま湯に1時間くらい浸けた後、弱火で15分くらい煮て戻し、水にさらす。

2 フライパンにバターを溶かしシシトウ、マイタケ、ハスの実を炒め、塩、コショウで味を付ける。

ハスの実ご飯

材料（2人分）
- 精白米カップ1.5
- ハスの実20個
- ゆかり粉適量

【調味料】
- 水カップ1.6
- 酒大さじ2
- 塩小さじ0.5

作り方

1 ハスの実はぬるま湯に1時間浸けた後、弱火で15分煮て戻し、水にさらした後、実の中心部の芽（苦い部分）を取り水切りをする。

2 米は洗って水切りして20分おき、炊飯器に移し水、酒、塩、ハスの実を入れ炊き上げる。蒸らし終わったら器に盛り、ゆかり粉をかける。

MEMO：蓮根の花のあとに蜂の巣のようなものができ、その中に実ができます。生のものを食べると生栗に似た味がします。

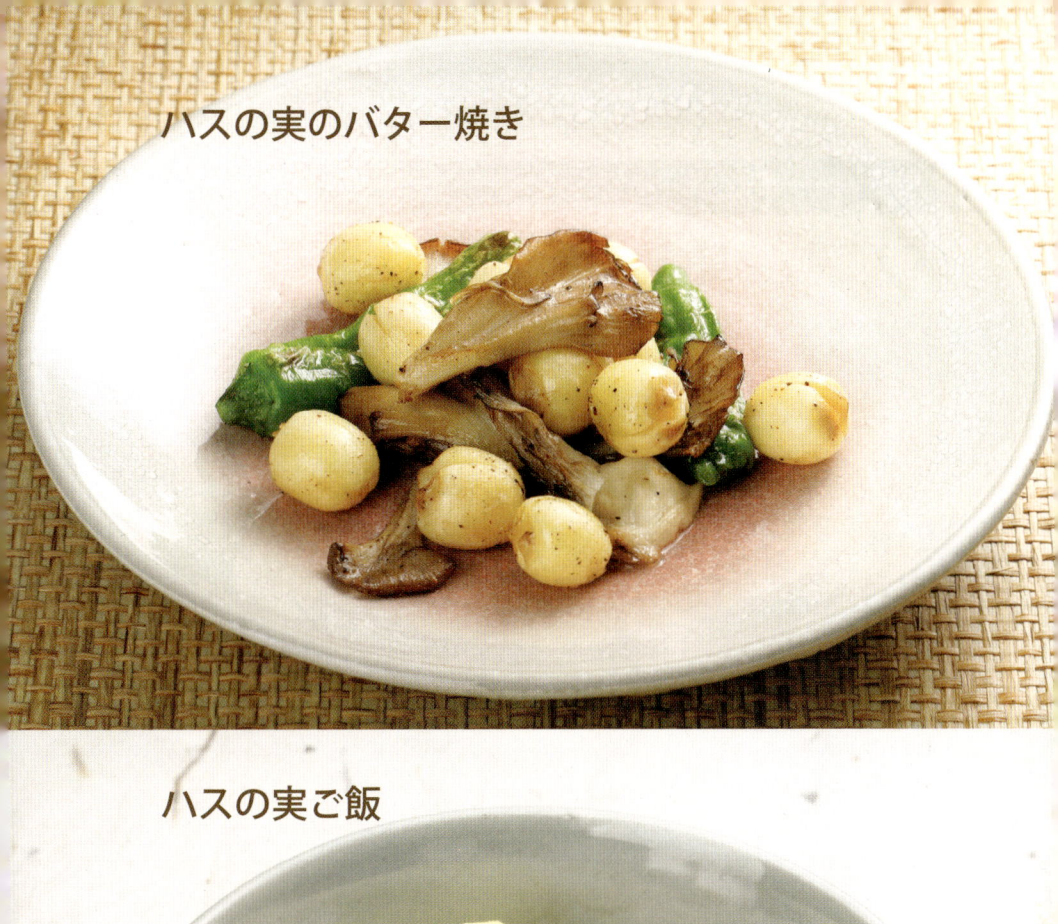

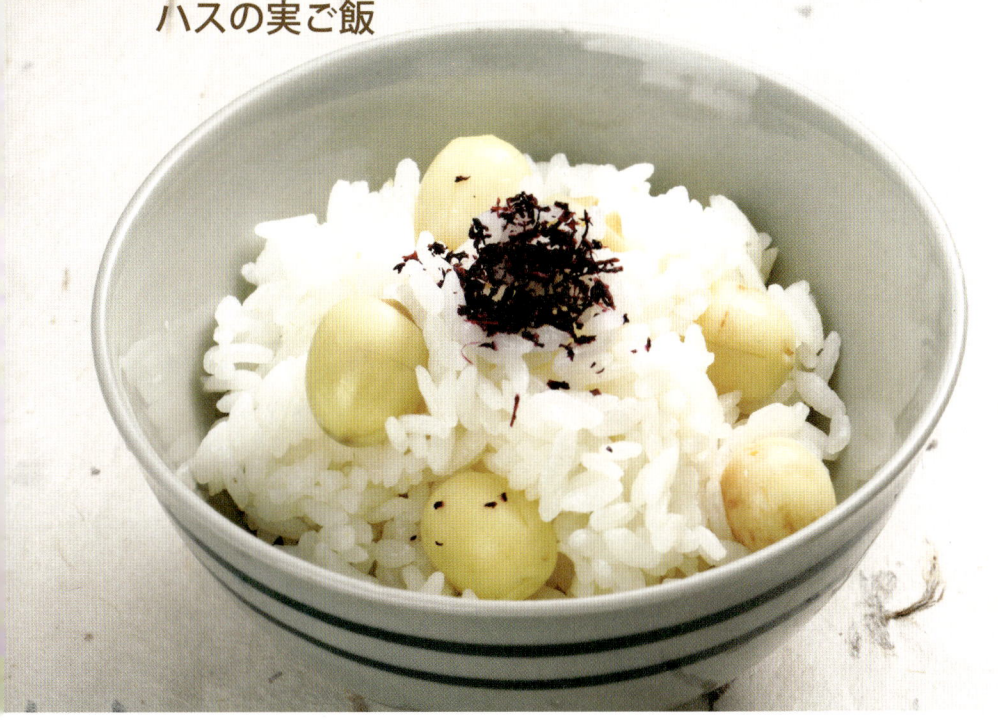

ハスの実のバター焼き

ハスの実ご飯

肝機能を活発に！
ウコン

ショウガ科の多年草。古くからインドや中国、沖縄で用いられてきた。カレー料理に欠かせない香辛料であり、黄色の着色料としてたくあんにも。

効能：肝機能強化、健胃

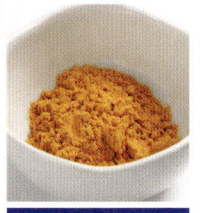

スーパーなどで入手可

ウコン衣揚げ

材料（2人分）
- 海老 4本
- タンポポ、オオバコ各 4枚
- ニガウリ、マイタケ各 40g
- ウコン抹 2g
- 卵黄 1個
- 薄力粉、水、サラダ油各適量

【調味料】
- 抹茶塩（抹茶1：塩5の割合）

作り方

1. 海老は背ワタを取り筋に包丁目を入れて伸ばす。薬草類は洗って水きりをして軽く薄力粉をまぶし、衣が付きやすくする。

2. 天ぷら衣を作り、ウコン抹を入れ（うっすら黄色くなるくらい）180℃弱の油で揚げる。

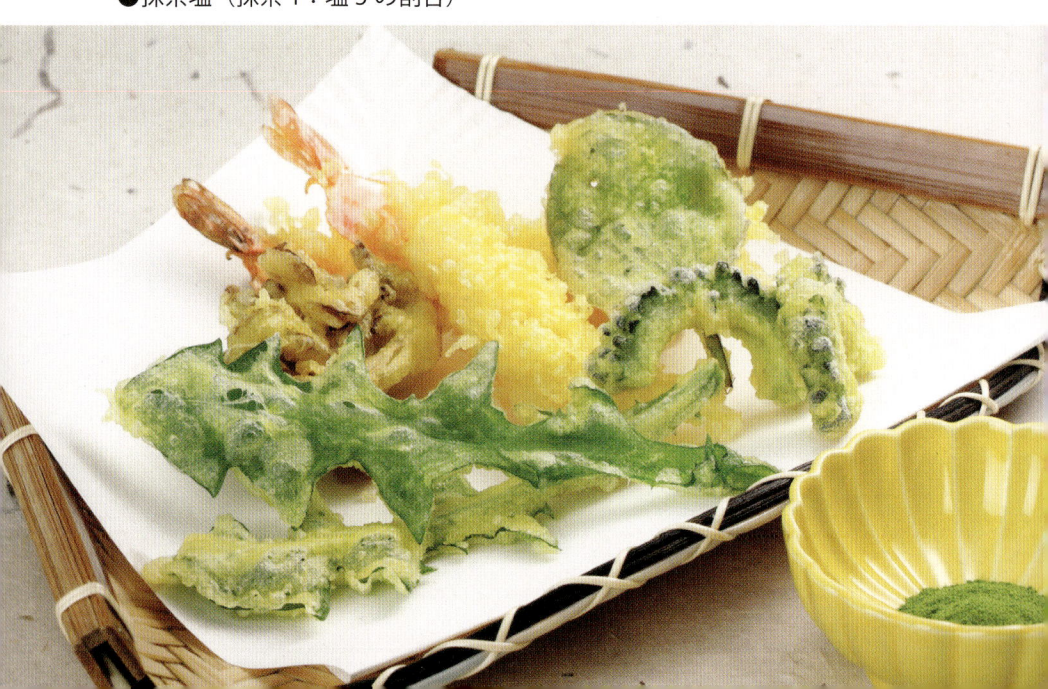

ウコンのすいとん

材料（2人分）
- 大根、人参、牛蒡、ねぎ、シメジ 各40g
- 小麦粉 100g
- ウコン抹 2g
- 水適量

【調味料】
- かつおだしカップ 2
- 薄口醤油大さじ 3
- 塩適量

MEMO：カレー粉の中に入っていますが、沢庵を漬ける時にウコン（ターメリック）を入れると黄色く仕上がってきれいな天然の色が出ます。

作り方

1. 小麦粉を2等分して白と黄色（ウコン）の2色にして、水を加えながら耳たぶより軟らかめの生地を作り、2時間くらいねかす。

2. 野菜類は食べやすい大きさに切り揃える。

3. 鍋にかつおだしと2（シメジ、ねぎ以外）の野菜を入れて中火で煮る。軟らかくなったら味を付け、1の生地を平たくちぎりながら鍋に入れていき、火が通って浮いてきたらシメジ、ねぎを加え仕上げる。

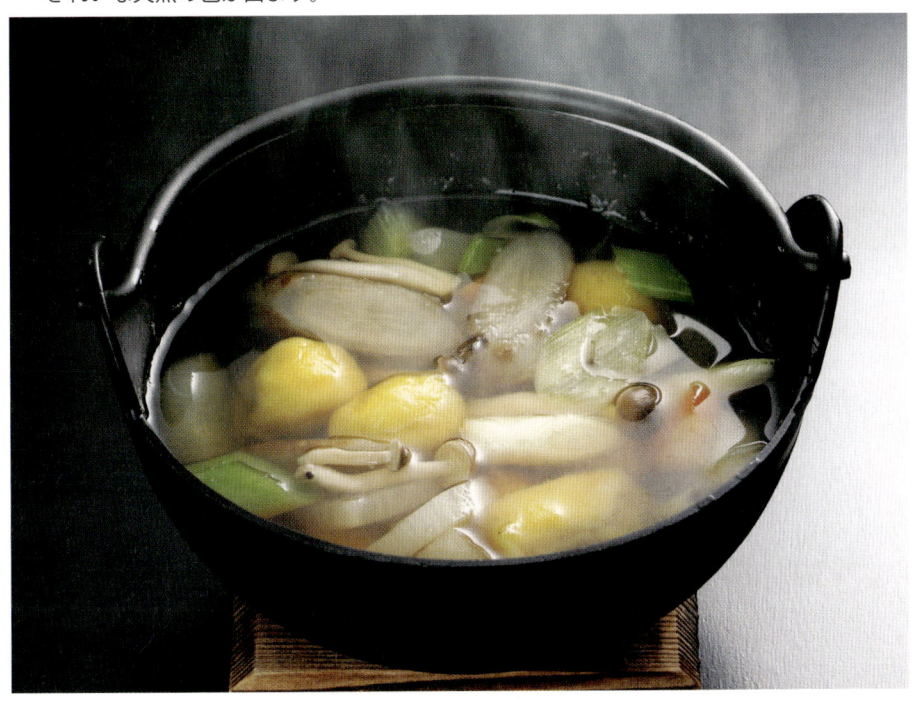

ベータカロチンが豊富で、老化を予防！
クコの実（枸杞子）

クコはナス科の落葉低木。水岸に自生する。赤い色の木の実にはベータカロチンが豊富にあり、老化を予防。免疫力を高めてくれる。

効能：滋養強壮、疲労回復

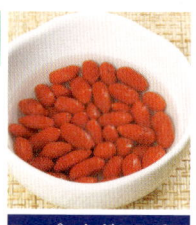

スーパーなどで入手可

クコの実の豆乳寄せ

材料（2人分）
- クコ実 40g
- 豆乳 250cc
- 砂糖 20g
- 粉ゼラチン 5g

【調味料】
- メープルシロップ適量

作り方

1 クコの実は水に2時間くら浸け戻す。（ふっくらするまで）粉ゼラチンは同量の水にふやかす。

2 ミキサーに豆乳と水切りしたクコの実、砂糖を入れ、実がつぶれたらザルでこして鍋に移す。焦げ付かないように木ベラでかき混ぜながら弱火で85℃くらいまで温め、火を止めてゼラチンを入れる。

3 荒熱を取り、深い容器に流し、冷蔵庫で冷す。食べる時にメープルシロップをかける。

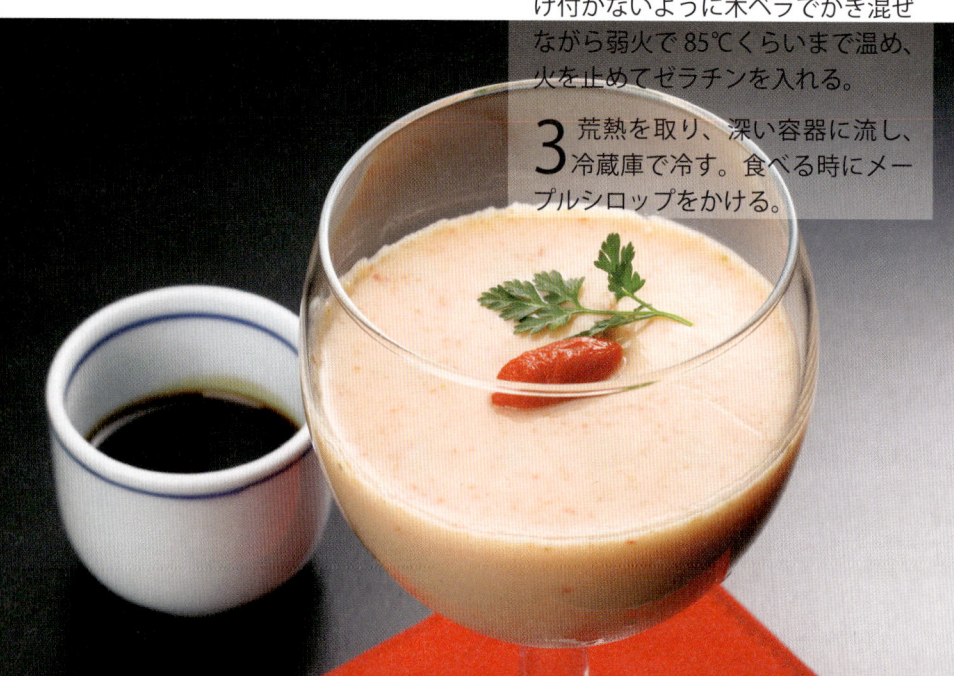

クコの実の豆サラダ

材料（2人分）
- クコの実 20 粒
- 枝豆 20 さや
- 黒豆、大豆、隠元豆各（乾物）20g
- 白キクラゲ 10g
- ゆで海老 4 尾
- ツナ缶 30g
- サラダ菜 4 枚　●松の実適量

【調味料】
- マヨネーズ、塩、コショウ　胡麻ドレッシング各適量

MEMO：クコの木は河原の土手などでよく見かけます。とても生命力が強く、枝を切って土に差しておくだけで、新芽が出てきます。紫がかったかわいい花が咲き、グミのような実が枝中になります。

作り方

1. クコの実は水に2時間くらい浸け戻す。（ふっくらするまで）黒豆、大豆、隠元豆は一晩水に浸け戻してからゆでておく。枝豆は塩ゆでして実を取り甘皮を剥いておく。

2. 白キクラゲは1分くらいゆでて戻し、水にさらしてから細かくちぎる。ゆで海老は半分に切る。

3. ボールに水切りした1、2とツナ缶を入れ、マヨネーズ、塩、コショウで和える。

4. 器にサラダ菜を敷き、3を盛り付け少量の胡麻ドレッシングをかけ松の実を散らす。

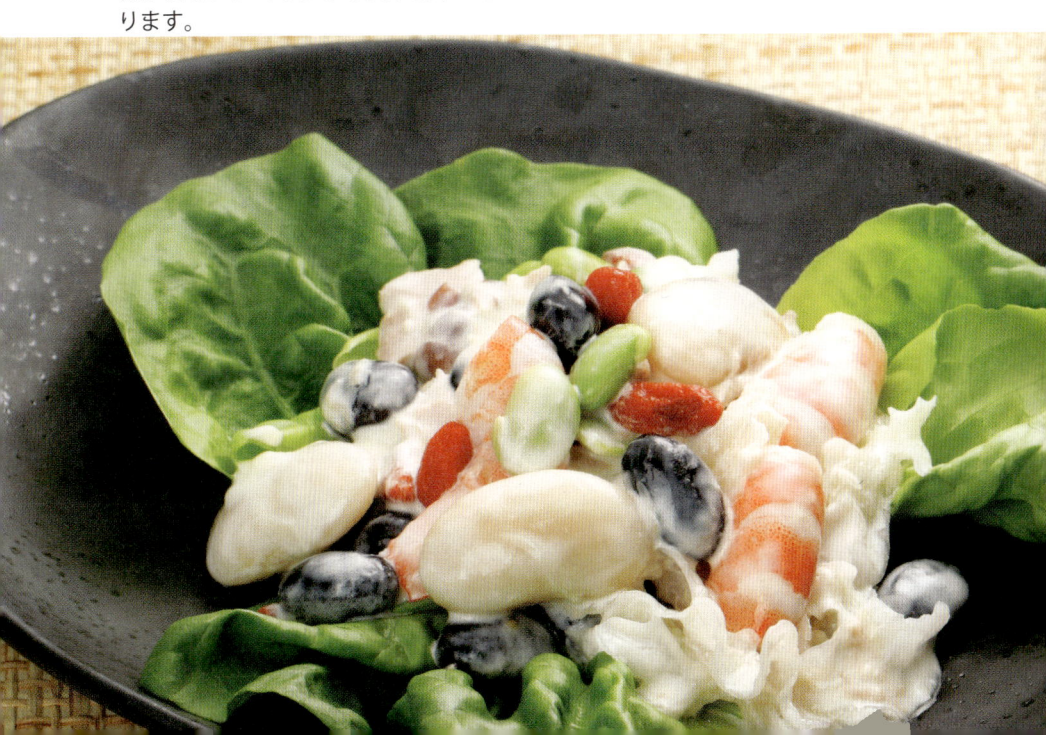

あなたのおなかをきれいに！
ヤーコン

キク科の多年生草本（南米アンデス地方原産）。芋の形はサツマイモに似ているが、味や歯ざわりはナシのよう。フラクトオリゴ糖やポリフェノールを蓄積している。

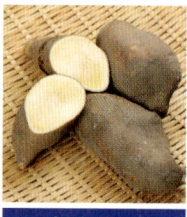

効能：整腸作用、便秘解消

スーパーなどで入手可

ヤーコンのトマト炒め

材料（2人分）
- ヤーコン 160g
- トマト 1個
- バジル適量

【調味料】
- オリーブ油大さじ2
- 生クリーム大さじ1
- 塩、コショウ各適量

作り方

1. ヤーコンは皮を剥き、さいの目に切り酢水に浸けアクを取る。トマトは湯剥きをして乱切りにする。

2. フライパンにオリーブ油をしき、1を炒め塩、コショウで味を付け生クリームを加える。

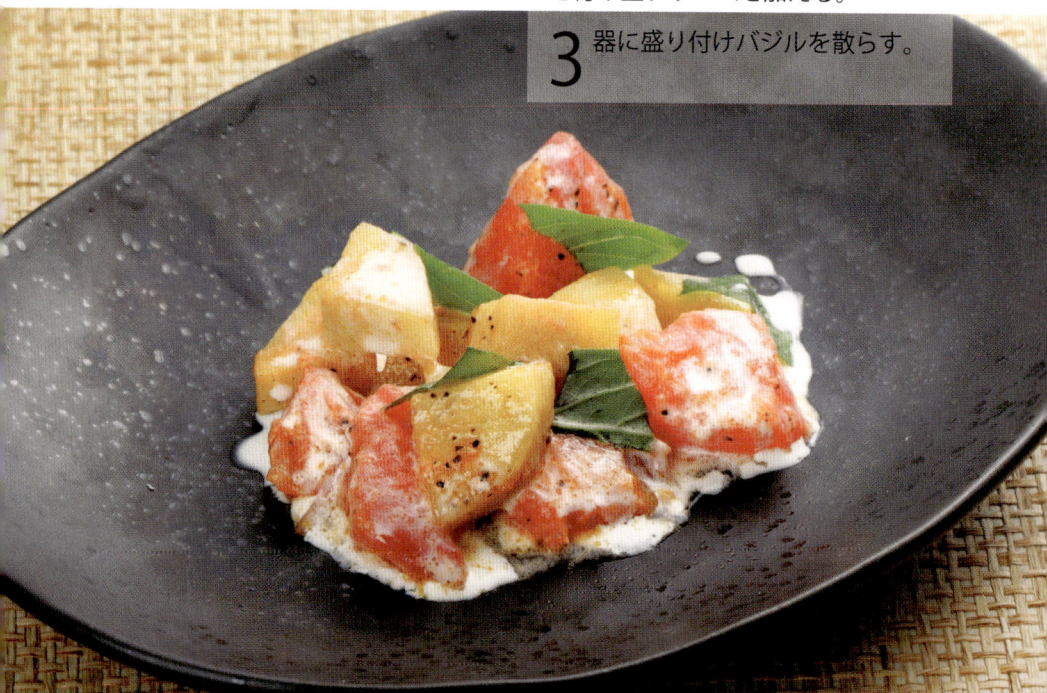

3. 器に盛り付けバジルを散らす。

ヤーコンのからし和え

材料（2人分）
- ヤーコン 160g
- 胡瓜 50g
- 赤パプリカ 30g
- 酢、塩適量

【調味料】
- 甘味噌（西京味噌 30g　砂糖 15g　みりん、酒各大さじ1）
- 練りからし適量

作り方

1. ヤーコンは皮を剥き、乱切りにして酢水に浸けアクを取る。胡瓜、赤パプリカも同じ大きさに切り揃える。

2. 濃い目の塩水を作り、1の材料を入れ落し蓋をして30分くらい漬けた後、キッチンペーパーでよく水気を取っておく。

3. 甘味噌にからしを混ぜ、2を和えてポリ袋に入れて密封し、冷蔵庫で1時間くらいねかせる。

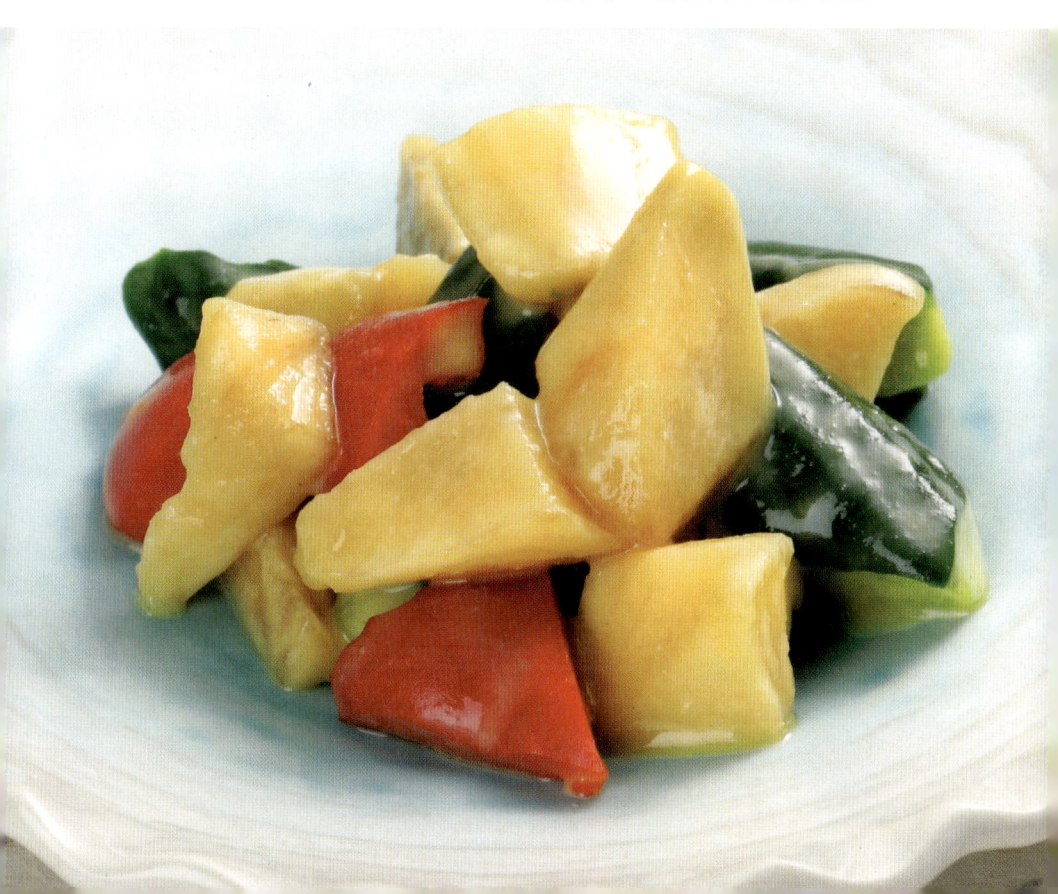

古来から親しまれてきた滋養強壮食
自然薯（干したものが山薬(さんやく)）

ヤマノイモ科ヤマノイモ。ジネンジョは、山野に自生している天然の細長い山芋で、古来から親しまれてきた「山菜の王者」。イモは粘りが強い。

効能：疲労回復、成人病予防

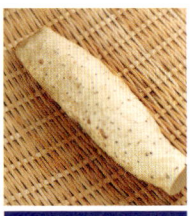

スーパーなどで入手可

自然薯の滋養蒸し

材料（2人分）
- 自然薯（または大和芋）160g
- ヨモギ麩 40g
- 百合根 4片

【調味料】
- 鶏ガラスープ 80cc　塩、薄口醤油各適量
- 生姜あん（鶏ガラスープ大さじ4　薄口醤油、みりん各小さじ0.5　片栗粉、おろし生姜各適量）

作り方

1. 自然薯は土付きのままガスの直火ですばやくヒゲを焼き、冷水に落としタワシでよく洗う。

2. 1を皮付きのまま、すり鉢かおろし金ですりおろし、鶏ガラスープで伸ばし味を付ける。

3. 茶碗蒸しの器にヨモギ麩、百合根を入れ、2の汁を張り軽く混ぜて蒸し器で12〜13分蒸す。できあがったら生姜あんをかける。

自然薯の吸いトロロ酢

材料（2人分）
- 自然薯 100g
- オクラ 1 本
- ジュンサイ 20g
- クコの実 6 粒

【調味料】
- かつおだし 200cc
- 酢大さじ 3
- 薄口醤油、塩各適量

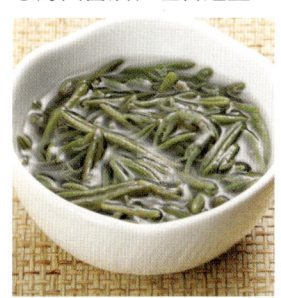

←ジュンサイ

作り方

1 お吸物の濃い目の汁に酢を入れ、冷ましておく。

2 自然薯は皮を剥き酢水に浸けた後、ぬれぶきんをあて、すりこ木でたたき 1cm 角くらいの大きさにして 1 に混ぜる。

3 オクラは板ずりをしてゆでた後、小口切り。ジュンサイは熱湯をかけ冷水で冷す。

4 器に 2 を盛り上に 3 とクコの実を散らす。

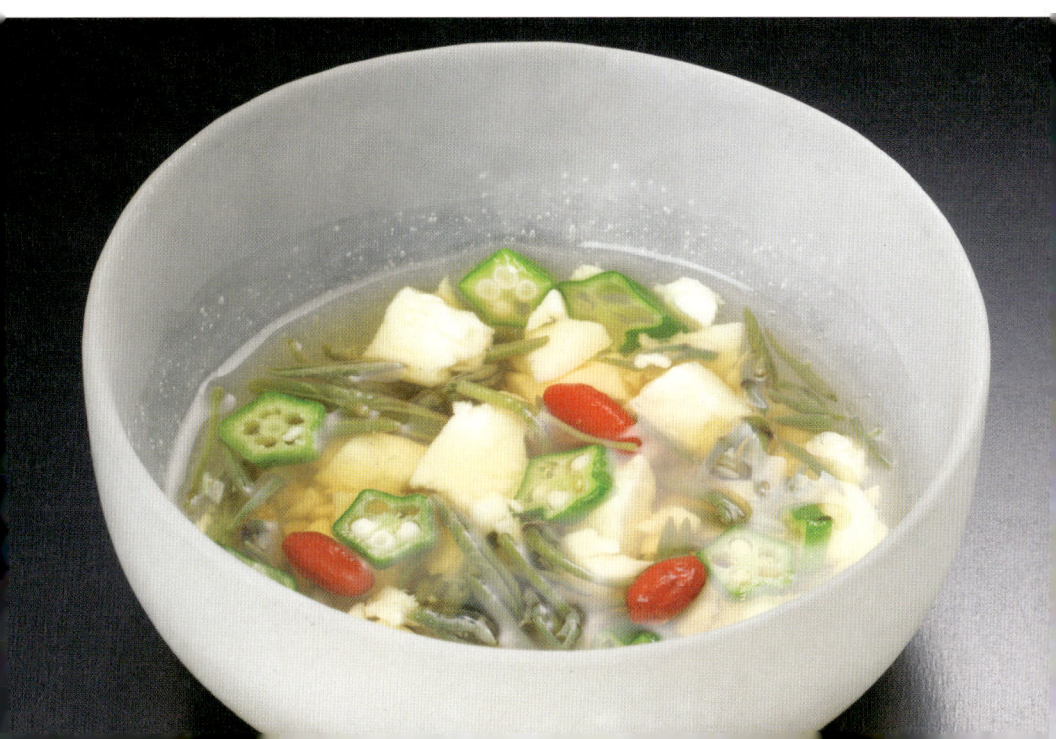

美肌効果に威力を発揮！
ハト麦

イネ科の一年生植物。殻つきのものをお茶にすると香ばしくておいしい。食物繊維や鉄分、ビタミンが豊富。皮膚の新陳代謝を活発にするので、肌のトラブルにも。

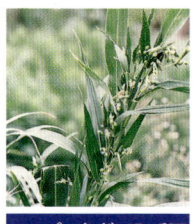

効能：利尿、疲労回復、皮膚の新陳代謝

スーパーなどで入手可

ハト麦粥

材料（2人分）
- ハト麦（精米したもの）カップ1
- 白米カップ0.5
- 生海苔小さじ1
- 梅干し2個

【調味料】
- 塩適量

作り方

1 ハト麦、白米を水洗いした後、5倍の水を入れ中火の弱でトロッとするまで煮る。

2 梅干しを入れて3〜4分煮て塩加減を見る。薄かったら塩を足し、生海苔を入れて30秒くらいで火を止める。

ハト麦のお好み焼き

材料（2人分）
- ハト麦カップ0.5
- 小麦粉カップ0.5
- 水カップ2
- 桜海老20g
- キャベツ40g　●卵半個
- ねぎ半本
- サラダ油、紅生姜、青海苔、花かつお各適量

【調味料】
- ウスターソース大さじ2
- ケチャップ小さじ2
- マヨネーズ適量

作り方

1 ハト麦を2倍の水量で軟らかくなるまで中火で煮て、ザルにあけ水切りをして冷ます。キャベツは粗千切り、ねぎは小口切りにする。

2 お好み焼きの生地を作り、1と桜海老を混ぜフライパンで焼きあげる。

3 焼きあがったら、ソースをかけ青海苔、花かつおを振りかける。

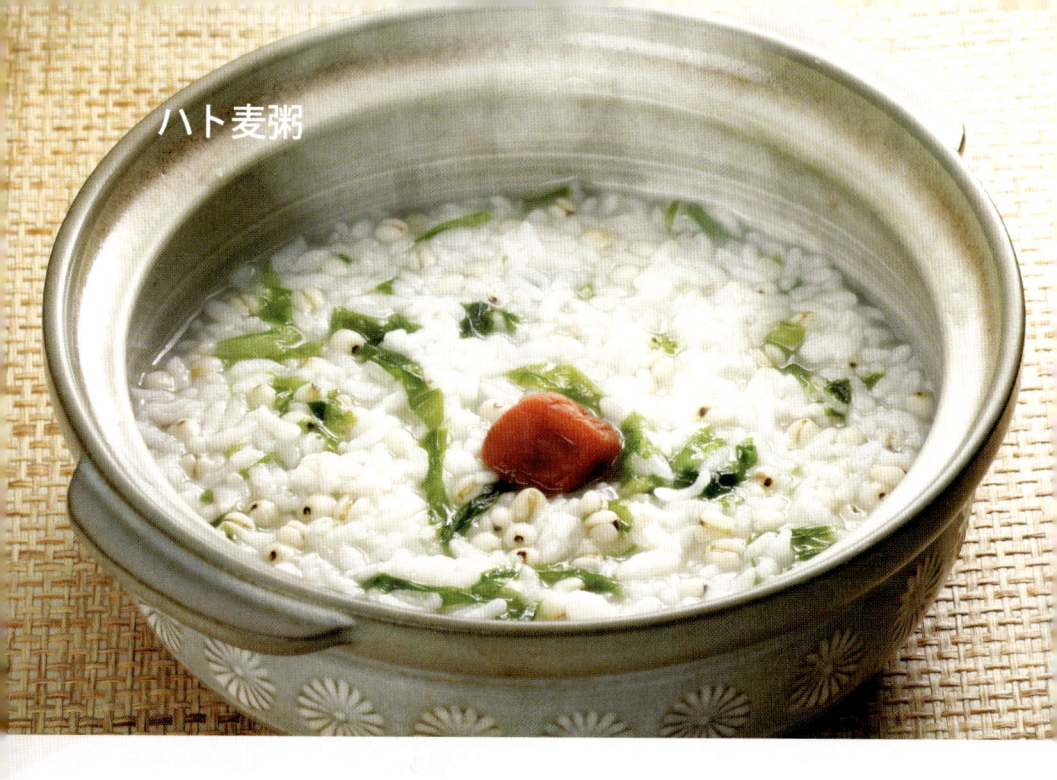

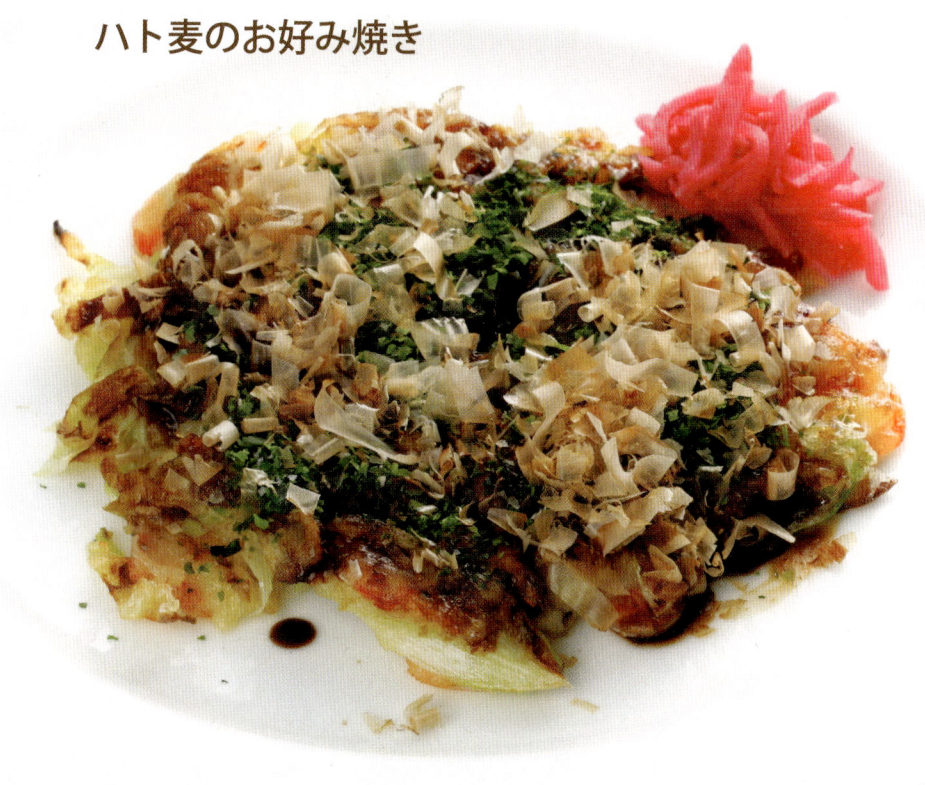

ハト麦粥

ハト麦のお好み焼き

疲労回復とスタミナアップに
クルミ

クルミ科クルミ属の落葉高木の総称。各種ミネラルがバランスよく含まれている。縄文時代から食用されてきた。料理からお菓子まで幅広く利用。鉄・食物繊維の補給にも。

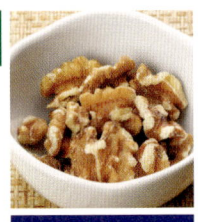

効能：滋養強壮

スーパーなどで入手可

クルミの葛豆腐

材料（2人分）
- 剥きクルミ大さじ2
- 葛粉大さじ2
- 水大さじ8
- 練り胡麻小さじ1

【調味料】
- 桂皮味噌（味噌20g　砂糖14g　かつおだし大さじ2　桂皮抹適量）

作り方

1 クルミを小豆大に砕く。

2 鍋に1と葛粉と水、練り胡麻を入れ、木ベラでよく混ぜてから火を着け、最初は強火で透明になったら中火にし、20分くらい練る。

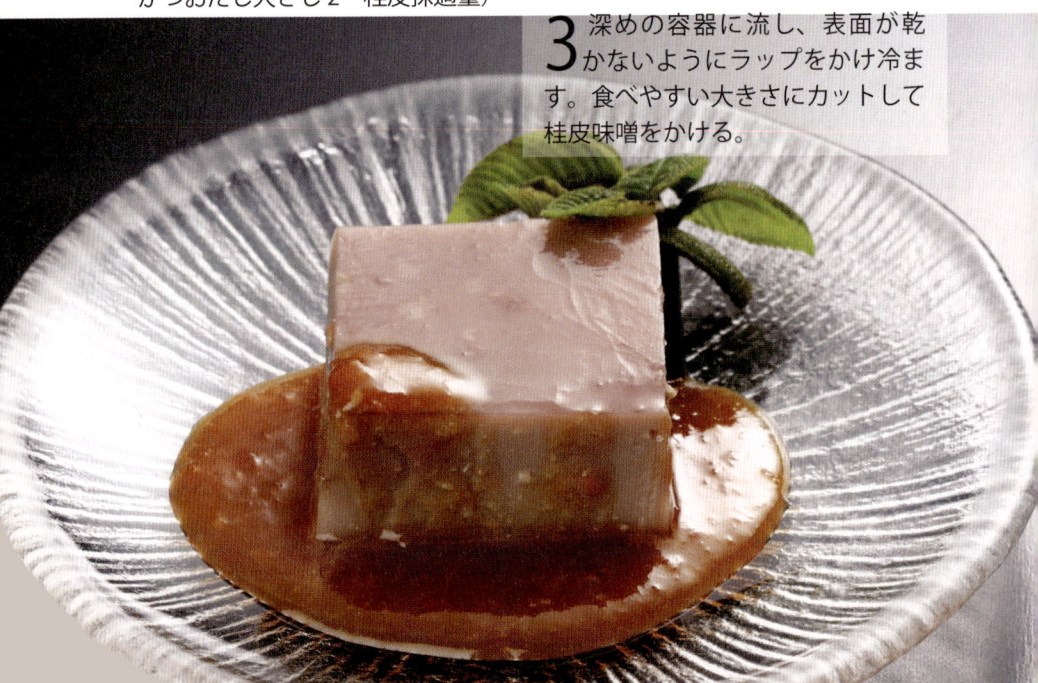

3 深めの容器に流し、表面が乾かないようにラップをかけ冷ます。食べやすい大きさにカットして桂皮味噌をかける。

クルミ焼き

材料（2人分）
- 里芋 4個
- 高菜漬け 20g
- サラダ油適量

【調味料】
- クルミだれ（クルミペースト大さじ2　しょう油大さじ1　砂糖小さじ1　みりん小さじ1　酒小さじ1　味噌適量）

作り方

1 里芋を皮付きのままゆでてから皮を剥き、つぶす。

2 高菜漬けを刻み水にさらし、少し塩気を抜き、軽く炒める。

3 1と2を合わせ小判型にして、グリルにアルミ箔を敷いた上で両面焼き、焼き目が付いたらクルミだれを2回ほど塗り焼き上げる。

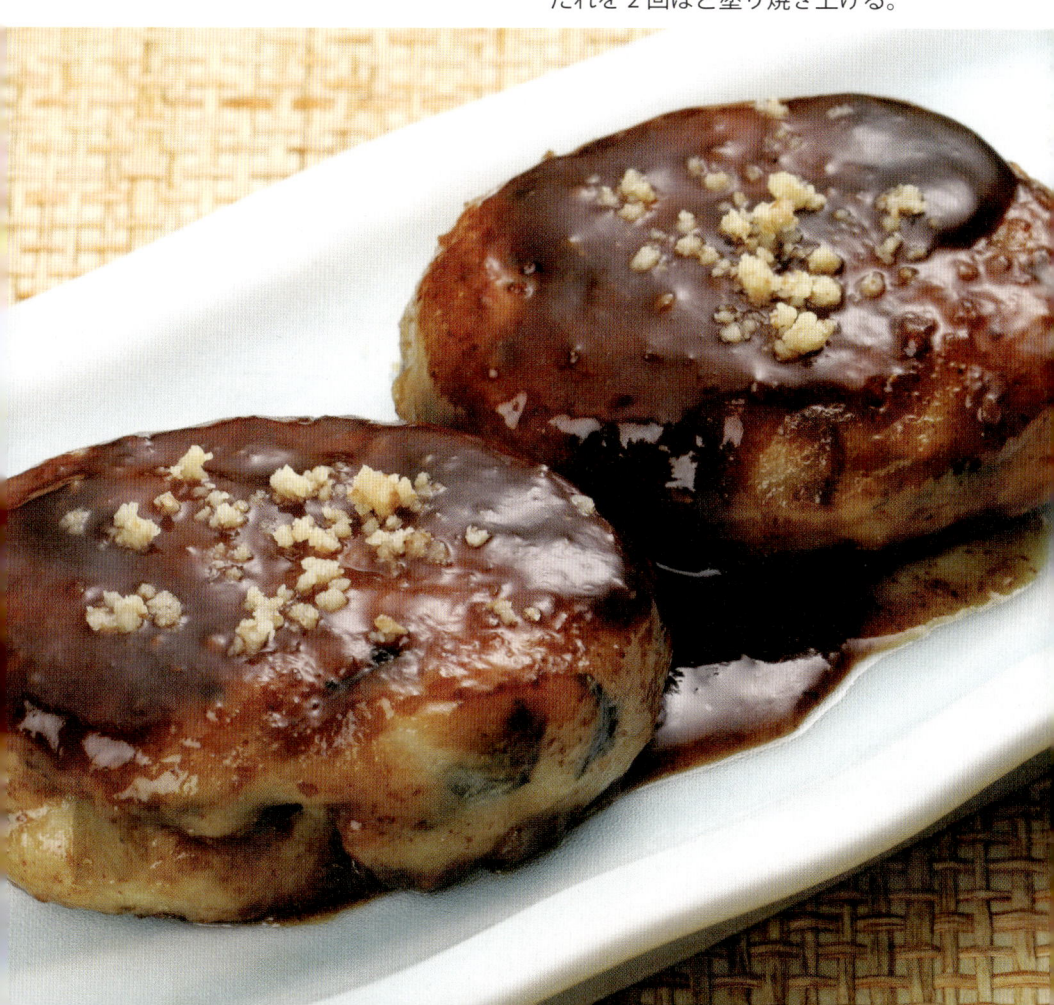

冷え性、更年期障害などに！

紅花

キク科ベニバナ属の植物。花は黄色だが、摘んで乾燥させたものが紅色になる。山形県の県花で、昔から口紅や赤の染料の原料として栽培されてきた。

効能：血行促進

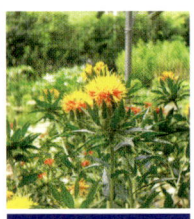

スーパーなどで入手可

かぶら蒸しの紅花あん掛け

材料（2人分）
- かぶら 200g
- 百合根 6片
- シメジ 30g
- 鱈切り身 80g
- 昆布 10g
- 卵白大さじ 1
- 塩適量
- 紅花 5g
- 練りワサビ適量

【調味料】
- 紅花あん（かつおだしカップ100cc　薄口醤油、みりん各大さじ3　片栗粉適量）

作り方

1 百合根はサッとゆでておく。シメジは石付を取りほぐす。かぶらの皮を剥き、すり下ろして軽く水気を切り、卵白と少量の塩を入れ、よく混ぜ合わせ百合根、シメジを加える。

2 鱈は2等分して20分くらい薄塩をしてから熱湯にくぐらし水に落とす。器に昆布を敷き、鱈を置き上に1をこんもりと乗せ、蒸し器で15〜20分蒸す。

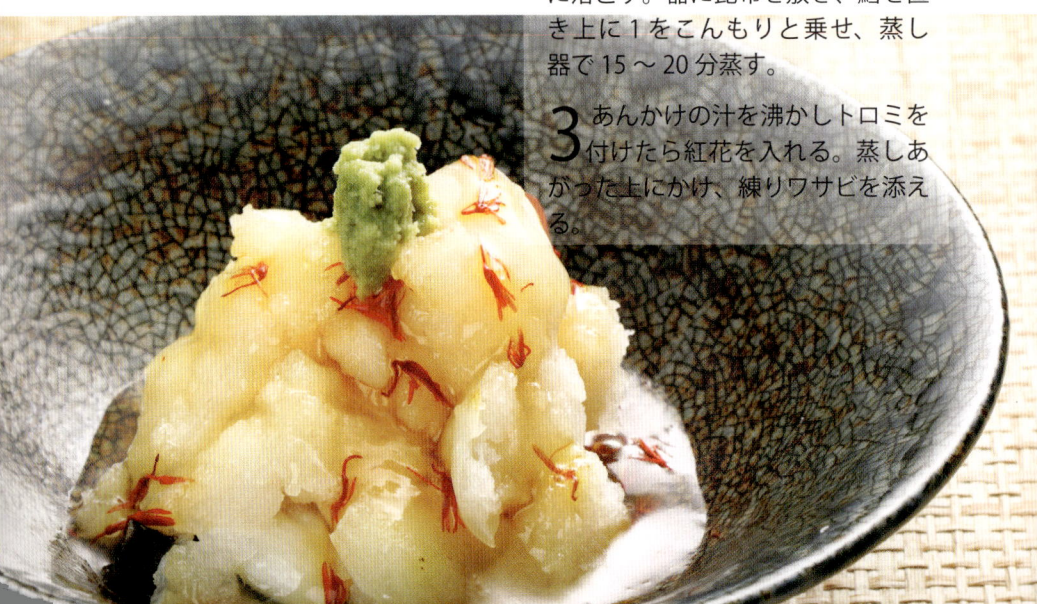

3 あんかけの汁を沸かしトロミを付けたら紅花を入れる。蒸しあがった上にかけ、練りワサビを添える。

甘い香りと味でちょっと気分転換！

薬草スイーツ

ビタミンCと食物繊維ならこれ！
さつま芋ロール

材料（2人分）
- さつま芋 200g
- クチナシ 3個

【調味料】
- 粒あん 60g
- 抹茶、粉糖各 5g

作り方

1. さつま芋の皮を厚めに剥き7〜8cm幅に切り水にさらしてアク抜きした後、鍋に入れクチナシを砕いたもの（キッチンペーパーに包む）と一緒にゆでる。やわらかくなったらザルに上げ、熱いうちに裏ごす。

2. 巻きすにラップを敷いて1を幅12長さ20厚さ1cmくらいに伸ばし、粒あんを芯にして巻き込み、表面をバーナーで焼き目を付ける（冷蔵庫で冷すと切りやすくなる）。

3. 抹茶、粉糖を振りかけ適当な大きさに切る。

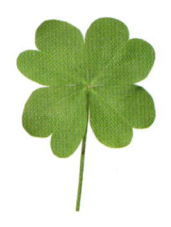

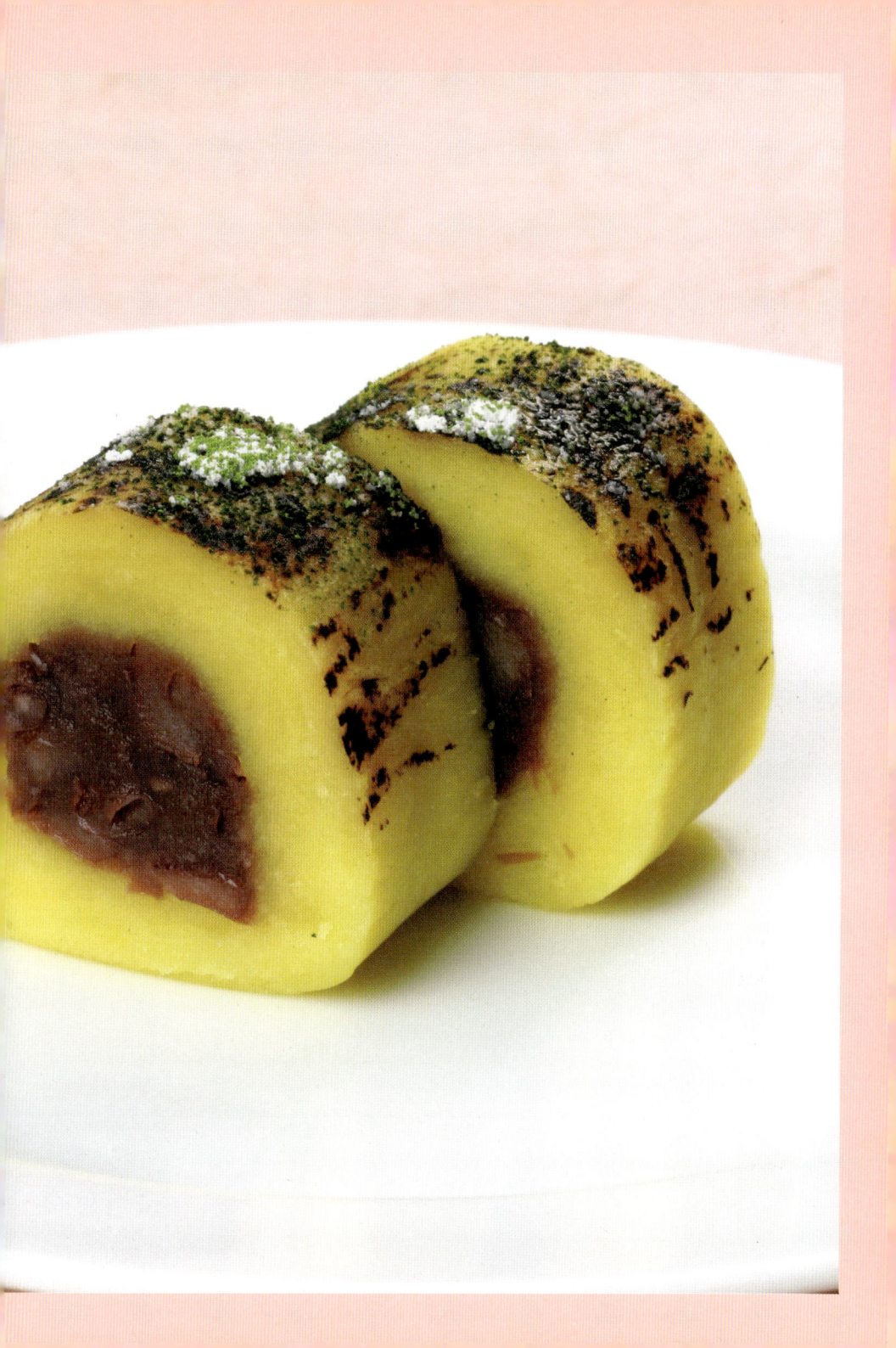

癒しのふわふわおやつ

薬草マシュマロ

材料（2人分）
- カキドオシ粉 2g
- 紅花 2g
- 粉ゼラチン 15 g
- 水 100cc
- 砂糖 80 g
- 卵白 1個分
- バニラエッセンス少々
- コーンスターチ 100g

作り方

1 ボールに分量の水、粉ゼラチンを入れふやかす（5分くらい）。

2 1に砂糖を入れ湯煎にかけ煮詰めた後（10分）、バニラエッセンスを入れて茶こし等でこす。

3 卵白を硬く泡立て、2を少しずつ混ぜながらトロリとするまで泡立てる。

4 3を3等分して薬草を混ぜ、コーンスターチの上に団子にして流し冷蔵庫で10分くらい冷し固める。

MEMO：薬草の粉末は、薬草茶の要領で乾燥した後、砕きます。ミキサーかカッター器を使えば簡単に作れます。

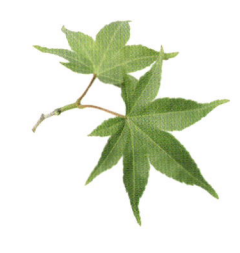

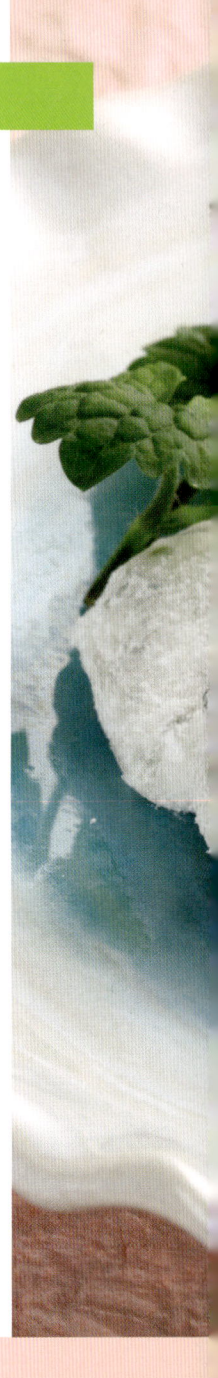

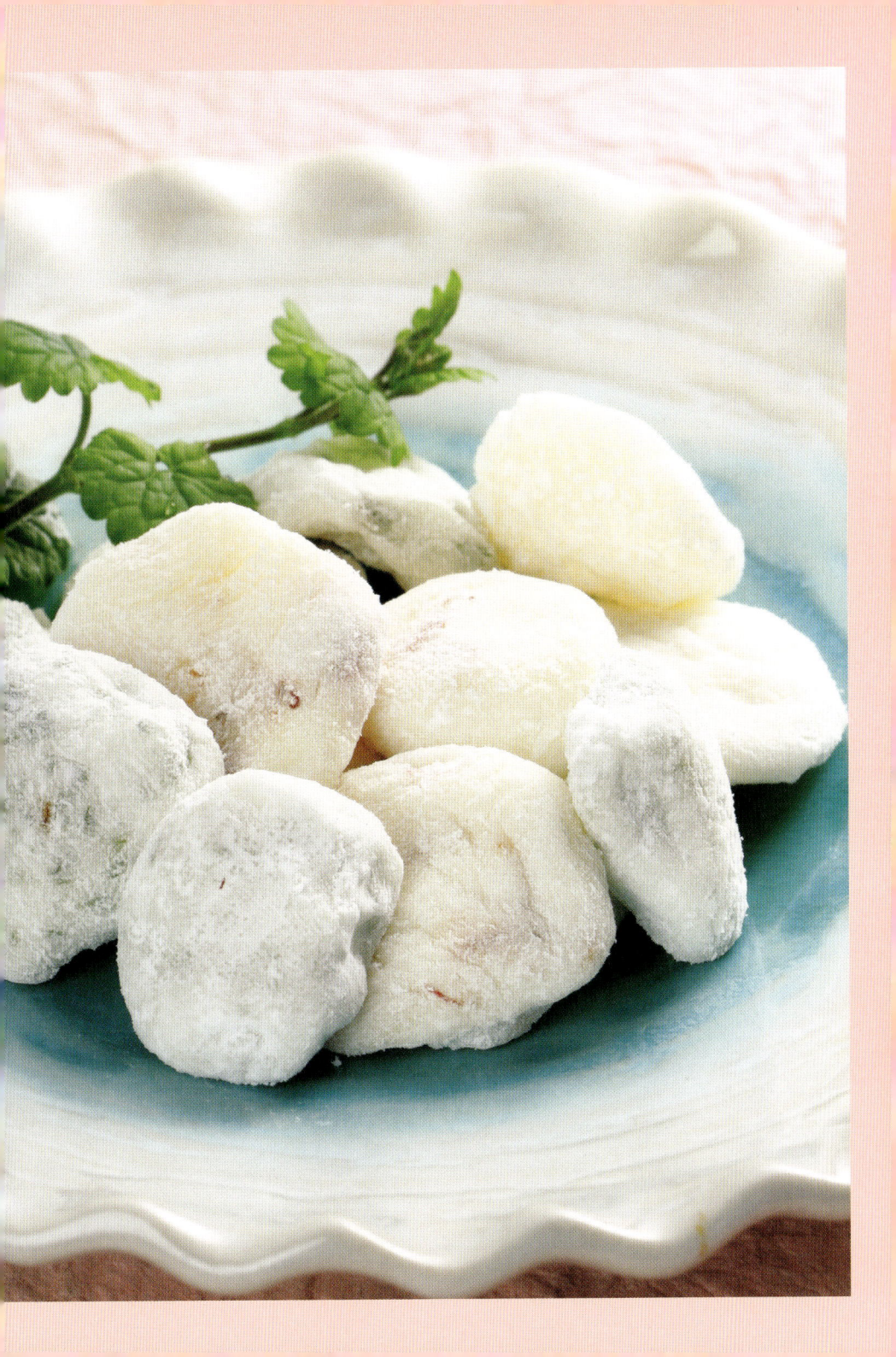

子どもも大人も喜ぶ定番お菓子
薬草クッキー

材料（2人分）
- タンポポ粉 5g
- クマザサ粉 5g
- 紅花 5g
- 炒り胡麻（白、黒各 10g）
- 薄力粉 120 g
- アーモンドパウダー 10g
- バター 20g
- 卵黄半個
- 砂糖 20g
- 塩少量

作り方

1 常温にしたバターに砂糖を加え、白くふんわりするまで混ぜ卵黄を加えてさらによく混ぜ合わせる。

2 1に粉類と胡麻を加え3等分にして薬草類を混ぜ、棒状にしてラップに包み冷蔵庫で2時間くらいねかせる。

3 天板にクッキングシートを敷き、7～8mmにカットして並べ180℃のオーブンで13～15分くらい焼く。

MEMO：薬草の粉末は、薬草茶の要領で乾燥した後、砕きます。ミキサーかカッター器を使えば簡単に作れます。

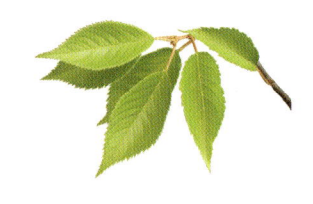

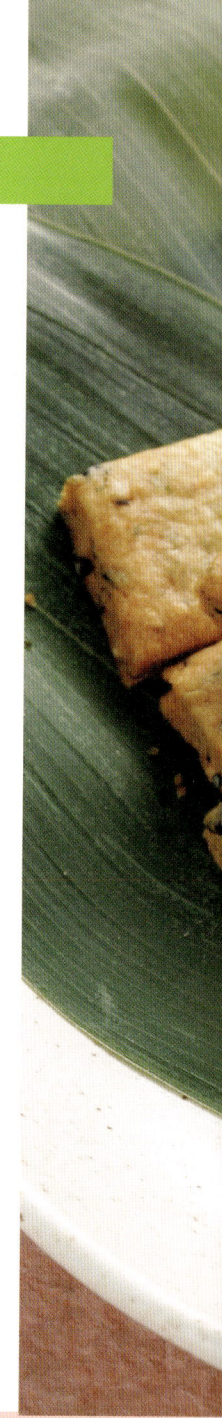

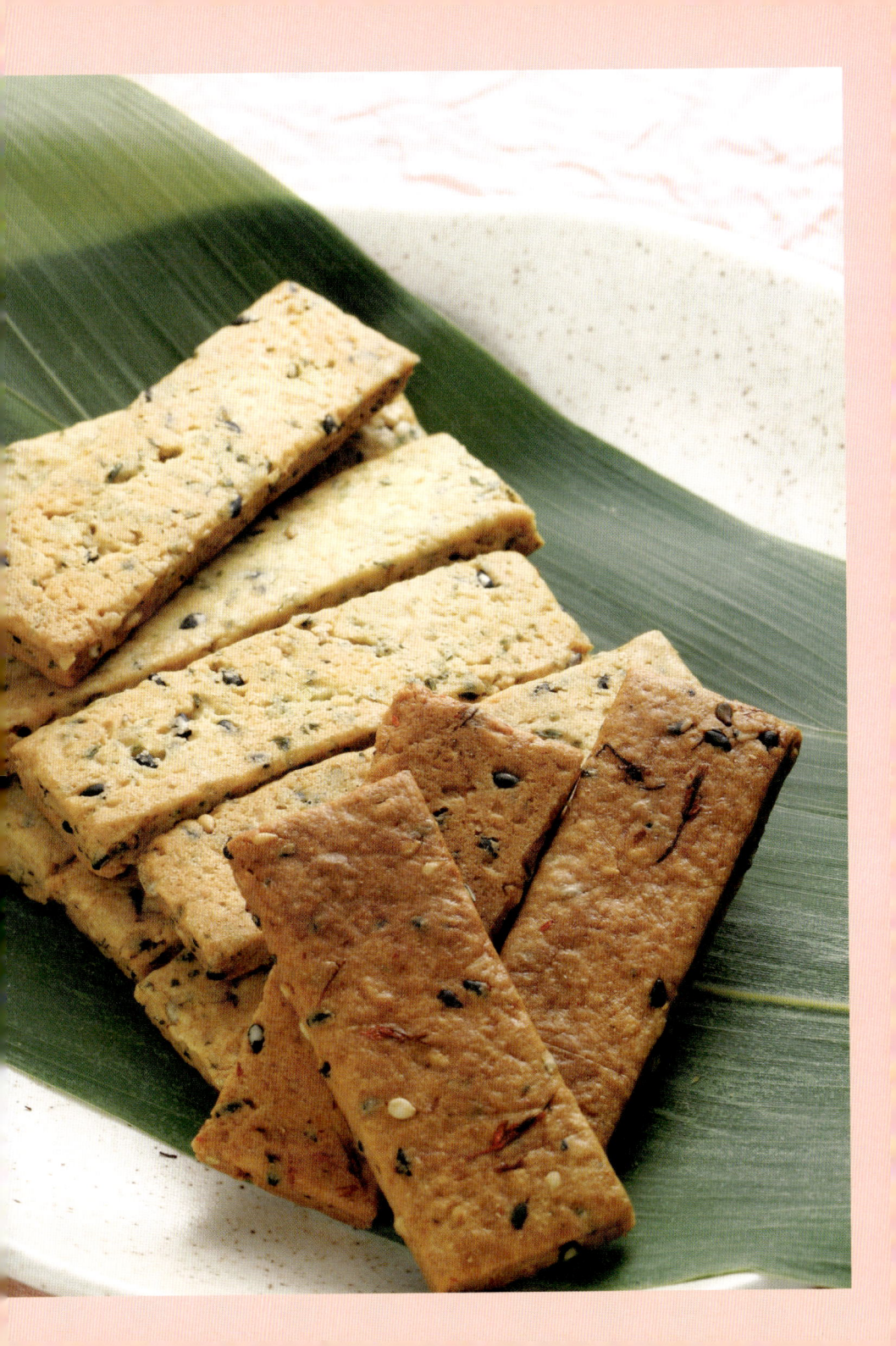

ふんわりヘルシー！
薬草の蒸しパン

材料（2人分）
- クコの実 10 粒
- 剥きクルミ 20g
- 干しイチジク 4 個
- 薄力粉 100g
- ベーキングパウダー 4g
- 砂糖 55 g
- 卵半個
- 水 60cc
- 塩少々

作り方

1. ボールに水、卵、砂糖を入れ泡だて器でよくかき混ぜ、ふるった粉類を加えて混ぜ合わせる。

2. 1に具を加え容器に流し入れ、強火で15〜20分くらい蒸す。

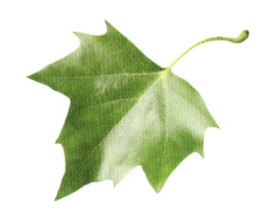

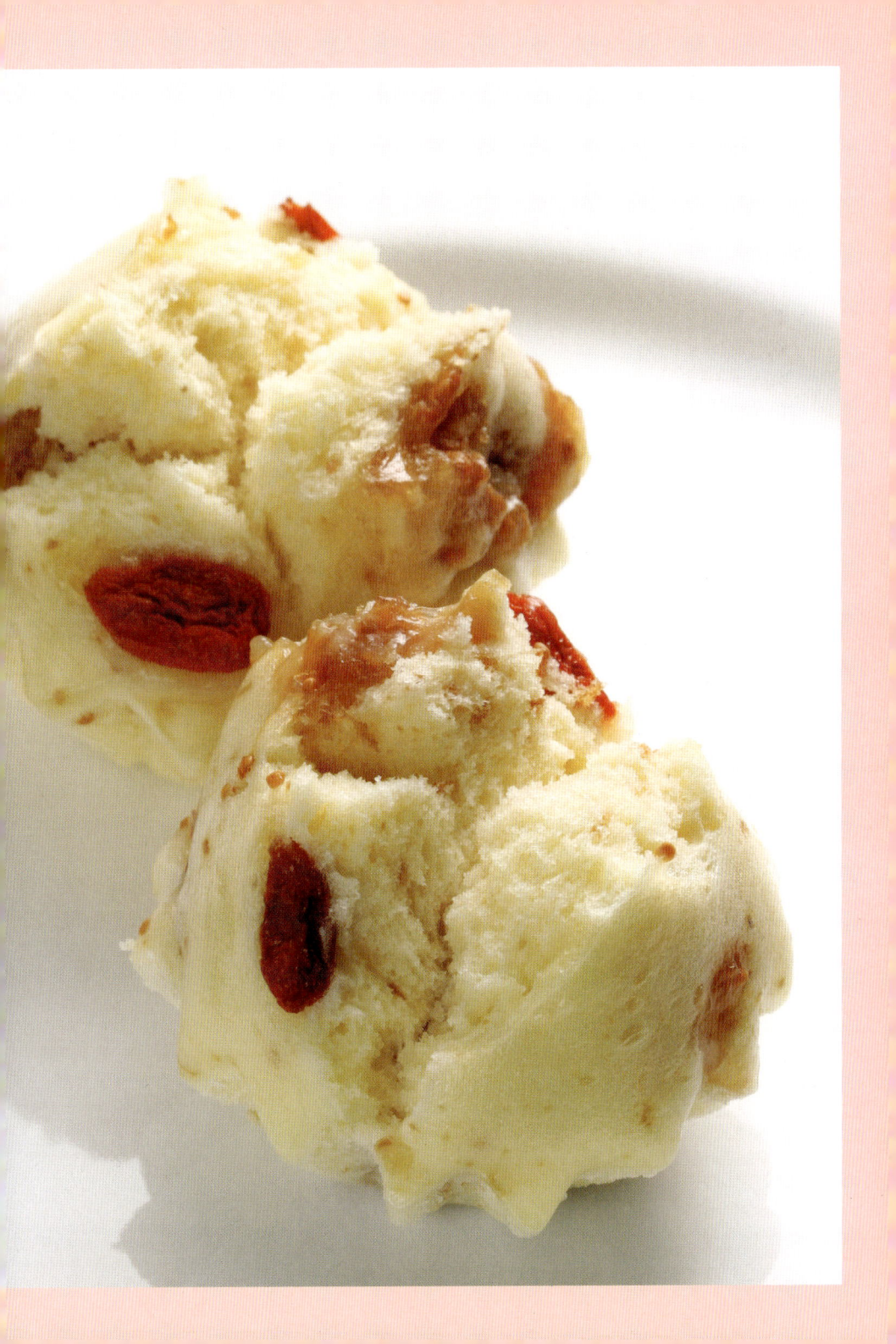

さわやかな野の香りをいただく

ヨモギのワラビ餅

材料（2人分）
- ヨモギ（ペースト状のもの 30g）
- ワラビ粉 100g
- 白玉 3 個
- 水 300cc
- 黄な粉、黒蜜各適量

作り方

1 鍋にワラビ粉と水、ヨモギを入れ、木ベラでよくかき混ぜてから火を付け、固まりかけたら中火の弱で 10 分くらい練る。（透き通るくらいまで）

2 深めの容器にラップを大きめに敷き、1 を流しラップで包んで冷ます。

3 一口大にカットし、黄な粉、黒蜜をかける。

MEMO：ワラビ粉はスーパーで売っています。

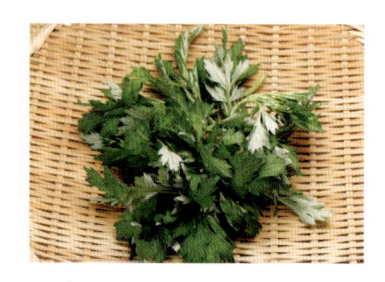

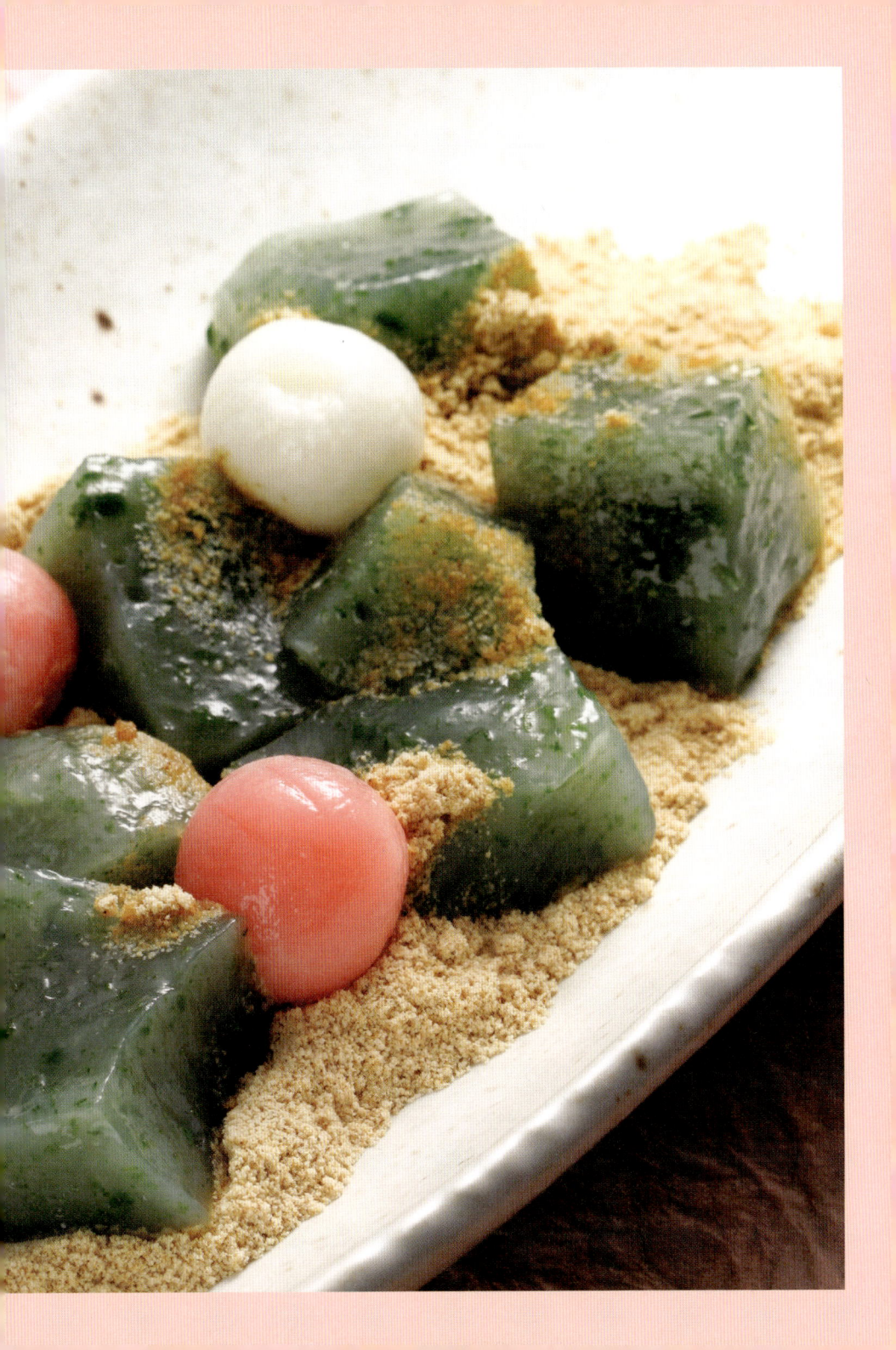

> column

美濃薬膳——岐阜の新しい郷土料理

　「薬膳」という言葉からは、薬くさい漢方料理を連想される方が多いかもしれませんが、ここで紹介する「美濃薬膳」は、簡単に言いますと岐阜県の郷土の薬草を生かした薬膳料理です。1999年に、岐阜長良川温泉旅館協同組合が岐阜市や岐阜薬科大などと協力して開発しました。

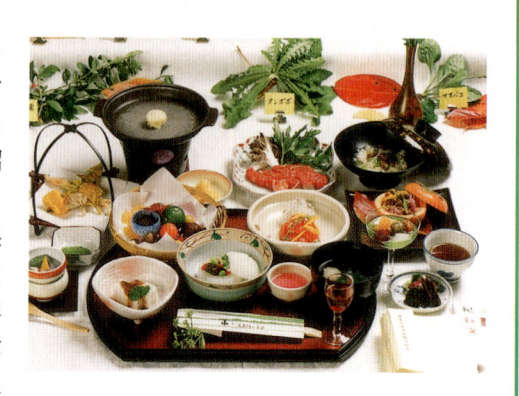

　岐阜県には、もともと数多くの薬草が自生していますが、かつて織田信長が外国人宣教師に伊吹山の麓に薬草園をつくらせたという伝説に始まる薬草利用の長い歴史があります。その土地柄を生かして、疲労回復、滋養強壮、免疫力向上にいいとされる薬草を数多く使用。全体の8割以上に、岐阜県内の特産品や伝統野菜を使っています。中国風薬膳ではなく、和食のヘルシーな薬膳料理を考えました。

　また、調理をした人がお客様の前で料理の説明をするなどの決まりを設けて、質を維持してきました。現在では、女性客を中心に岐阜県内外から訪れるお客さんが増えてきています。

　このような料理を通して、野菜感覚でごく自然に薬草に親しみ、身近にある薬草を見直すきっかけにしていただきたいと思います。

（横平義春）

【美濃薬膳を提供している主なホテル・旅館】
岐阜グランドホテル　岐阜市長良648番地　TEL058-233-1111
ホテルパーク　岐阜市湊町397-2　TEL058-265-5211
すぎ山　岐阜県岐阜市長良73-1　TEL058-231-0161
十八楼　岐阜市湊町10　TEL058-265-1551

ほっと一息、とびっきりのティータイムに

薬草茶

クマザサ

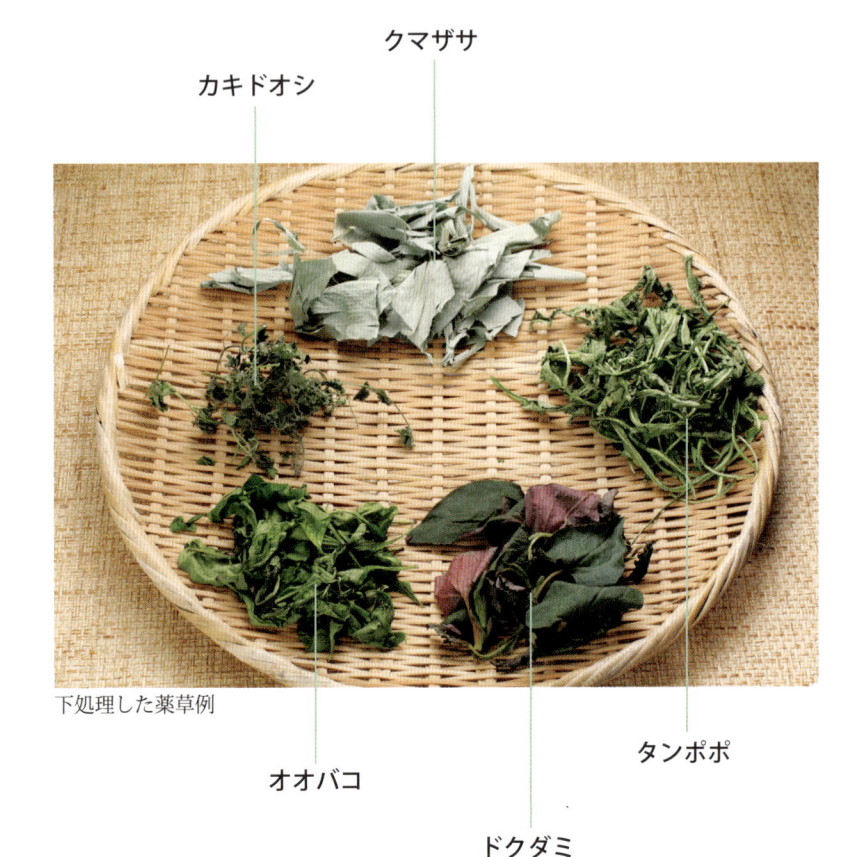

カキドオシ

下処理した薬草例

オオバコ

ドクダミ

タンポポ

●原材料の作り方

材料の下処理はどれもほとんど同じです。まず材料をきれいに水洗いして陰干にします。オオバコ、タンポポなど小さいものは、平たい竹ザルのようなもの（なければ新聞紙）に広げて干し、ドクダミ、スギナなどの背丈のあるものは、根元を紐で縛ってから吊るして干します。

だいたい、1〜2カ月くらい干して、葉や茎が手で触った時にポロポロと砕れるようになれば完成です。湿けらないようにびんか缶に移し、乾燥剤を入れて保管します。

●お茶の作り方

お茶の入れ方は、基本的には同じです。水 300cc を沸かし、薬草茶 5～10g をお茶パック紙で包んで入れ、湯量が 2 割減くらいまで中火で煮出しします。材料によって、香りや苦味等の成分が違うため、お茶の量や煮出し時間などはそれぞれ味を確かめて加減してください。

一種類のお茶だけでなく、いろいろなものをブレンドして作ってもおいしく飲めます。また、臭いが強すぎて飲みにくいお茶は、玄米を薬草茶の 3 割くらい一緒に入れて煮出すと飲みやすくなります。

変わった飲み方として、レモンティー、ミルクティーのほかミント系のハーブや食用花を浮かせたりして飲むのもおしゃれです。煮出したお茶を使ってゼリーなどのスイーツを作ることもできます。

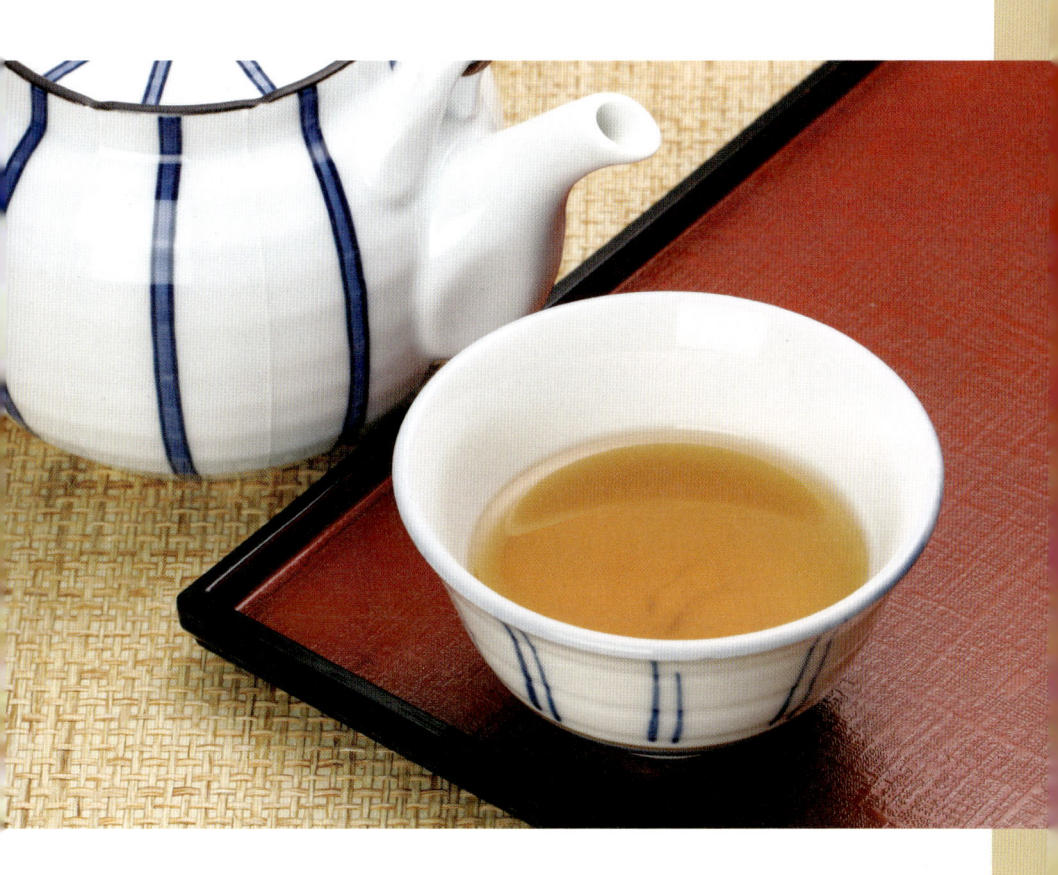

オオバコ茶

材料　　　　　　　　　　【効能】咳止め、痰きり、利尿作用
●オオバコ 30g（乾物）
●水 1000cc

作り方

1. オオバコは5～6月ごろになると株が大きくなるので、採取しやすくなります。株の外縁部分は汚れているので、内側のきれいで大きめの葉の茎を引っ張るようにすると、上手に取れます。

2. 採取した後、水洗いしてからザルに広げ、時々上下を返しながら、1～2カ月くらい陰干しにする。

3. お茶パックにオオバコを包み、沸騰したお湯に入れ中火の弱で2割減まで煮詰める。

MEMO：煮出したお茶の変わった利用法として、ご飯やお粥を炊く時に使用できます。また、氷にして素麺の上に乗せても、目先が変わります。

タンポポ茶

材料　　　　　　　　　　【効能】健胃、強壮、解熱
●タンポポ 30g（乾物）
●水 1000cc

作り方

1. タンポポは株の外縁部分は汚れているので、内側のきれいで大きめの葉を摘み取るようにすると、上手に取れます。

2. 採取した後、水洗いしてからザルに広げ、時々上下を返しながら、1～2カ月くらい陰干しにする。

3. お茶パックにタンポポを包み、沸騰したお湯に入れ中火の弱で2割減まで煮詰める。

MEMO：煮出したお茶に砂糖を加えてシロップを作り、カキ氷にかけて、黄な粉や小倉、白玉を加えるとタンポポかき氷ができます。

スギナ茶

材料　　　　　　　　　　　【効能】利尿、むくみ取り
●スギナ 30g（乾物）
●水 1000cc

作り方

1. 根元より 2～3cm 上からハサミで切り取って採取します。

2. 水洗いした後、元をヒモしばり、吊るして 1～2 カ月くらい陰干しにする。

3. お茶パックにスギナを包み、沸騰したお湯に入れ中火の弱で 2 割減まで煮詰める。

MEMO：煮出したお茶に葛粉でトロミをつけ、すりおろした生姜や蜂蜜を加えて飲むと体が温まります。

ドクダミ（十薬）茶

材料　　　　　　　　　　　【効能】利尿、解毒作用
●ドクダミ 30g（乾物）
●水 1000cc

作り方

1. 5月から6月ごろ、花が咲いたら根元の部分を持って引き抜くと根っこごと取れるので、根も付けて使用できますが、根元から刈り取っても量はさほど変わりません。

2. 水洗いした後、根元をヒモしばり、吊るして 1～2 カ月くらい陰干しにする。

3. お茶パックにドクダミを包み、沸騰したお湯に入れ中火の弱で 2 割減まで煮詰める。

MEMO：煮出したお茶をかつおだしと割り、麺つゆや汁物に利用します。また、炭酸水を加えドクダミサワーとしてお飲みください。

クマザサ茶

材料　　　　　　　　　　**【効能】**高血圧予防、貧血改善
- クマザサ 30g（乾物）
- 水 1000cc

作り方

1. きれいな葉をハサミで切り取って集める。
2. 水洗いしてからザルに広げ、時々上下を返しながら、1～2カ月くらい陰干しにする。
3. お茶パックにクマザサを包み、沸騰したお湯に入れ中火の弱で2割減まで煮詰める。

MEMO：煮出したお茶に寒天と砂糖を加え、クマザサ羊羹を作ってみてください。黄緑色のきれいな羊羹ができます。

クコ茶

材料　　　　　　　　　　**【効能】**滋養強壮、疲労回復
- クコ葉 30g（乾物）
- 水 1000cc

作り方

1. 枝のトゲに注意しながら、大きめの葉を選び摘み取る。
2. 水洗いしてからザルに広げ、時々上下を返しながら、1～2カ月くらい陰干しにする。
3. お茶パックにクコ葉を包み、沸騰したお湯に入れ中火の弱で2割減まで煮詰める。

MEMO：できあがったお茶にクコの実を5粒くらい入れて飲むと見た目も味もよくなります。

杜仲茶

材料 　　　　　　　　　　【効能】強壮、高血圧症改善、腰痛
- 杜仲葉 30g（乾物）
- 水 1000cc

作り方

1. 大きめの葉を選び摘み取る。枝も干して使用できます。

2. 水洗いしてからザルに広げ、時々上下を返しながら、1〜2カ月くらい陰干しにする。

3. お茶パックに杜仲葉を包み、沸騰したお湯に入れ中火の弱で2割減まで煮詰める。

MEMO：野菜ジュースの中に冷したお茶を加えると、飲みやすくなります。

カキドオシ茶

材料 　　　　　　　　　　【効能】滋養強壮、健胃
- カキドオシ 50g（乾物）
- 水 1000cc

作り方

1. カキドオシは花が咲く間際に茎が長く伸びたものを採取して水洗いをし、汚れをきれいに取り除く。

2. 根元をヒモで束ね、吊るして1〜2カ月陰干しにする。

3. お茶パックにカキドオシを包み、沸騰したお湯に入れ中火の弱で2割減まで煮詰める。

MEMO：臭いや苦味が気になる時はレモン、ミルクのほか、生のカキドオシの葉を浮かべたりしてみてください。また、お酒を好む方は焼酎やウイスキーの薬草茶割としてお飲みください。

薬草文化に親しもう

　もう何年も前のことである。ある町の助役さんが私の研究室に来られた。当時は、休耕田対策のために薬草でも栽培して補助金をもらうとか、薬草を売ってお金儲けをしたいがどうしたらいいか、というような相談が多い時代であった。いささかうんざりしていたので、その助役さんに開口一番、原料としての薬草栽培にはお金にならないことをお話しした。

　ところがその助役さんは、薬草園をつくることで住民が薬草を理解し、自分の病気の予防を考える機会が増えれば、その町では医療費が2000万円ぐらいは節約できる。そのお金を使って健康に関心をもらうようなイベントをすればさらに効果があるのではないか、とおっしゃった。私はその考え方に感動し、協力しようと思った。

　薬草は、それを摂取することによる薬効はもちろんだが、薬草自体をよく知ることによる健康への波及効果は計り知れないものがある。たとえば、薬草園をつくってその管理を住民に任せれば、少なくとも園を管理する過程で何度か薬草の名前や薬効など、健康に関する情報に接することになる。そうすれば、当然自分自身の健康に関心をもつことになり、さらにはいわば生涯学習のように脳を働かせることによってからだが活性化され、健康にもいいということになる。

　花の美しさという点では、品種改良して美しさを追求した植物と比べて、薬草の方が劣るかもしれない。しかし、人々に長く親しまれて、暮らしの中でさまざまに利用されてきた歴史と、その中で育まれてきた情報量では、ほかの植物に優るだろう。

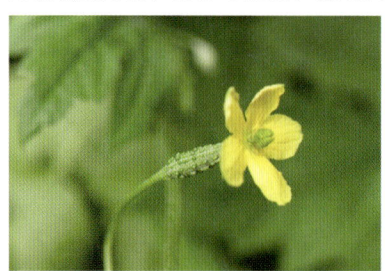

　さらに薬草たちはしばしば、料理や染色、クラフト、ガーデニングなどの点で十分な役者を務めてくれるのである。

（田中俊弘）

ニガウリの花

家庭で手軽につくれる健康酒

薬草酒

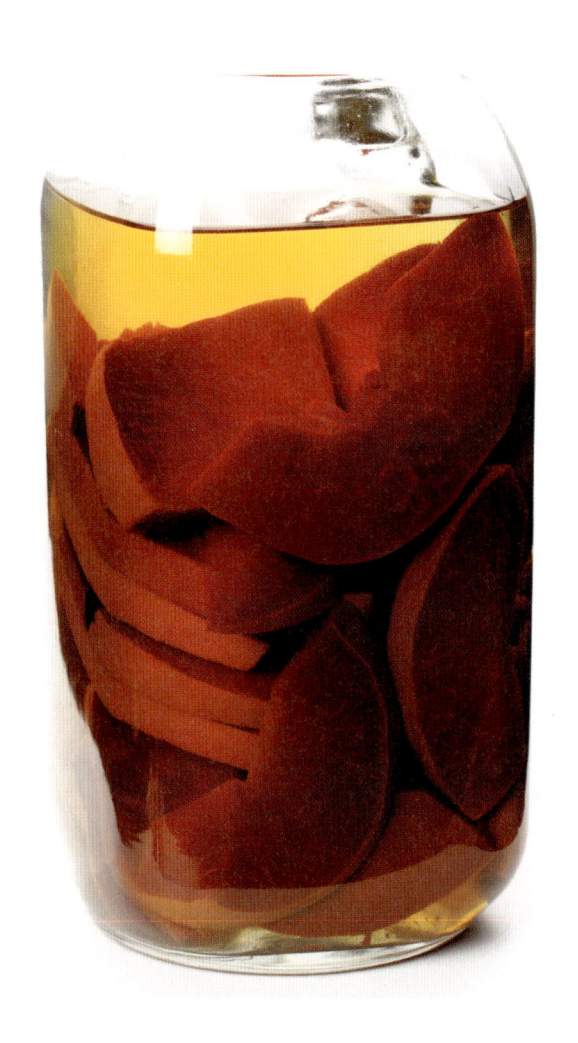

●漬け込むときの注意
　材料は生物と乾物を使用しますが、生物を漬込む時の注意として、水気は禁物ですので、半日くらい陰干しするか、ペーパータオルなどを使用してよく水気を取ってから漬け込むようにしてください。乾物の場合はそのままでも大丈夫です。
　原酒はアルコール度数の強いものを使用した方がカビなどの発生を抑えることができるので、35℃のホワイトリカーか果実用のブランデーをおすすめします。

●**お酒の作り方**

材料が生物の場合は、

・原酒：1.8ℓ

・材料：400 g

・氷砂糖かグラニュー糖：400 g

乾物の場合は、

・原酒：1.8ℓ

・材料：300 g

・氷砂糖かグラニュー糖：400 g

ものによっては早く材料を取り出すものや、長く漬けて置くものによって、ホワイトリカーかブランデー、それと氷砂糖とグラニュー糖を使い分けるとよいと思います。飲む時は水か、お湯または炭酸水で割ってお飲みください。甘さが足りない時は、蜂蜜かシロップを加えれば飲みやすくなります。

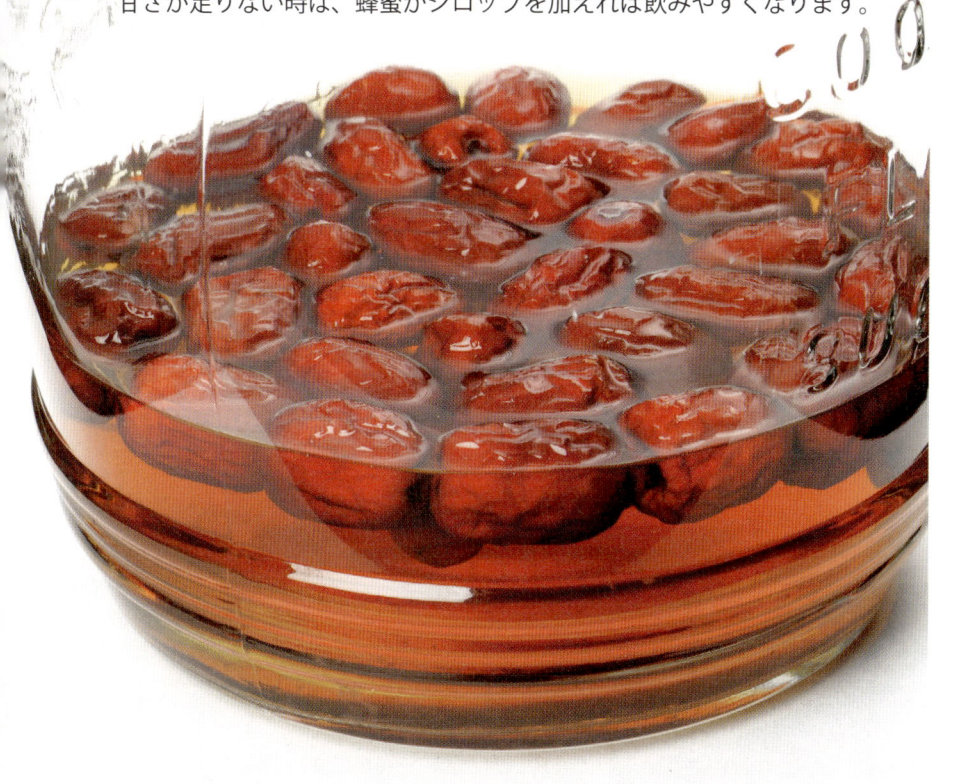

マタタビ酒（木天蓼）

材料
- マタタビの実（本来は虫こぶの実）400 g
- 氷砂糖 400 g
- ホワイトリカー 1.8 ℓ

作り方

1 マタタビの実を水洗いしてザルに移し、半日陰干しをして水気を取る。

2 広口びんにマタタビ、氷砂糖の順に入れ、ホワイトリカーを注ぎ入れ、密封して冷暗所で保管をする。

3 1年以上経ったらマタタビの実を取り出し、酒はペーパータオル等でこして別のびんへ移し、保管する。

4 さらに半年以上寝かせるとマロヤカになり飲みやすくなる。

【効用】
滋養強壮、腰痛、健胃

■8月から9月に山で採取

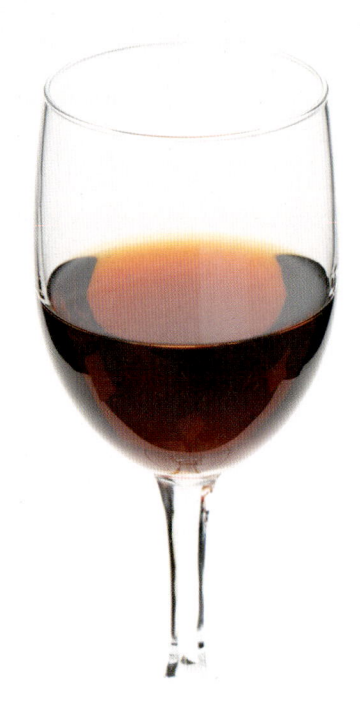

MEMO：好みでマタタビの実は漬けたままでもよい。

クコの実酒 (枸杞子)

材料
- クコの実（乾燥物）300 g
- グラニュー糖 400 g
- ホワイトリカー 1.8 ℓ

作り方

1 広口びんにクコの実、グラニュー糖の順に入れ、ホワイトリカーを注ぎ入れ、密封して冷暗所で保管する。

2 6カ月以上経ったらクコの実を取り出し、酒はペーパータオル等でこして別のびんへ移し、保管する。

3 さらに半年以上寝かせるとマロヤカになり飲みやすくなる。

【効用】
滋養強壮、疲労回復

■果実は9月～11月。漢方薬局、中国食材店などで手に入る。

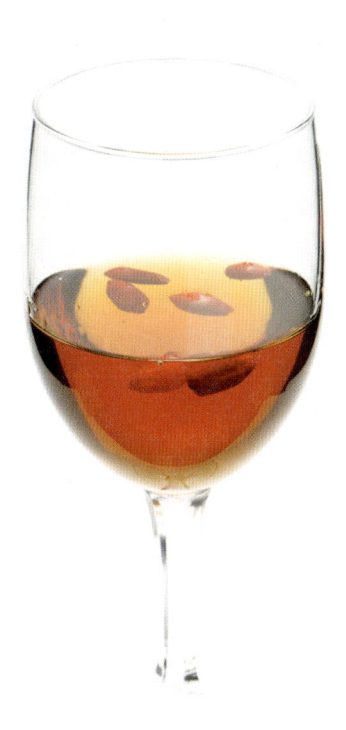

ナツメ酒

材料
- ナツメ 400 g
- グラニュー糖 400 g
- 果実用ブランデー 1.8 ℓ

作り方

1 ナツメを水洗いしてザルに移し、半日陰干しをして水気を取る。

2 広口びんにナツメ、グラニュー糖の順に入れ、果実用ブランデーを注ぎ入れ、密封して冷暗所で保管する。

3 6カ月以上経ったらナツメを取り出し、酒はペーパータオル等でこして別のびんへ移し、保管する。

4 さらに半年以上寝かせるとマロヤカになり飲みやすくなる。

【効用】
滋養強壮、食欲不振、利尿

■漢方薬のお店に行くと乾燥したナツメ（大棗）が売っています。この場合はナツメの量は300gです。また、漬け込む期間は1年以上の方がいいでしょう。

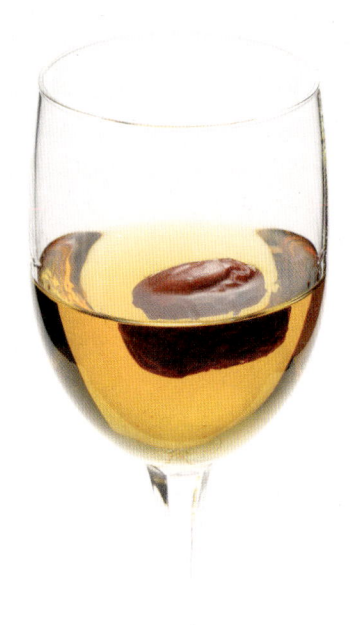

当帰酒

材料
- 当帰根 400 g
- グラニュー糖 400 g
- ホワイトリカー 1.8 ℓ

作り方

1. 当帰根はタワシを使って土をキレイに落とし良く水洗いしてザルに移し、半日陰干しをして水気を取る。

2. 広口びんに当帰根、グラニュー糖の順に入れ、ホワイトリカーを注ぎ入れ、密封して冷暗所で保管する。

3. 1年以上経ったら当帰根を取り出し、酒はペーパータオル等でこして別のびんへ移し、保管する。

4. さらに半年以上寝かせるとマロヤカになり飲みやすくなる。

【効用】
滋養強壮、精神安定

■当帰は、漢方薬局で入手する

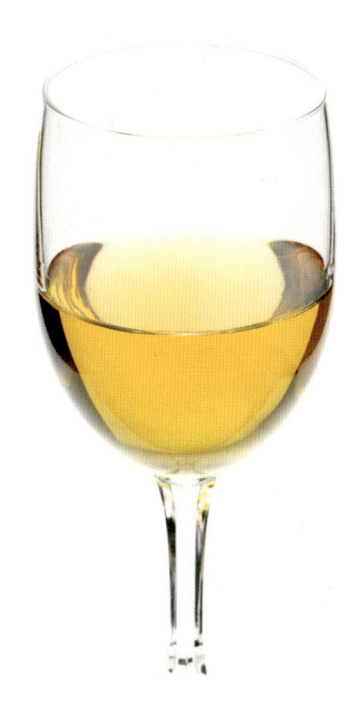

MEMO：好みで根は漬けたままでもよい。

カリン酒

材料
- カリン 400 g
- グラニュー糖 400 g
- ホワイトリカー 1.8 ℓ

作り方

1. カリンを水洗いしてペーパータオルで水気を取り、縦に四つ切りにした後、5mm幅の小口切りにする。

2. 広口びんにカリン、グラニュー糖の順に入れ、ホワイトリカーを注ぎ入れ、密封して冷暗所で保管をする。

3. 1年以上経ったらカリンを取り出し、酒はペーパータオルなどでこして別のびんへ移し、保管する。

4. さらに半年以上寝かせるとマロヤカになり飲みやすくなる。

【効用】
風邪、ノドの痛み、疲労回復

■カリンは、八百屋さんや道の駅などで入手

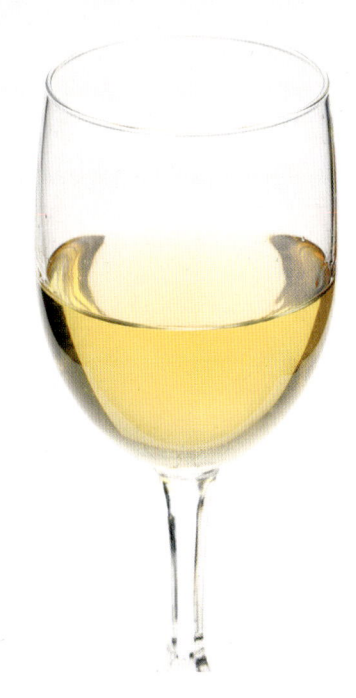

MEMO：好みでカリンは漬けたままでもよい。

高麗人参酒 (薬用人参)

材料
- 高麗人参 400 g
- 氷砂糖 400 g
- ホワイトリカー 1.8ℓ

作り方

1 高麗人参を水洗いしてザルに移し、半日陰干しをして水気を取る。

2 広口びんに高麗人参、氷砂糖の順に入れ、ホワイトリカーを注ぎ入れ、密封して冷暗所で保管をする。

3 漬けたままの状態で1年以上経ったら飲めるようになるが、長く置いた方がマロヤカになる。

【効用】
滋養強壮、血糖値改善

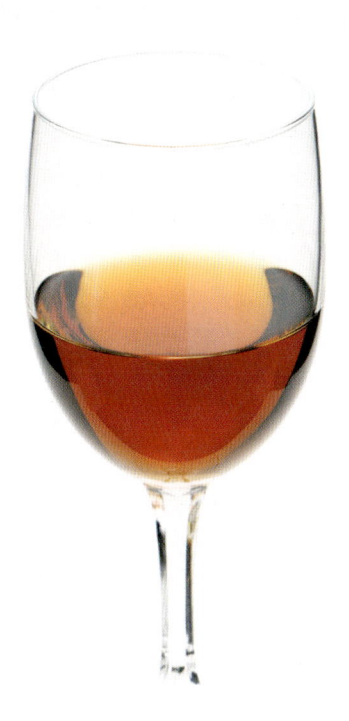

MEMO：好みで高麗人参は漬けたままでもよい。

青ジソ酒

材料
●青ジソ 400 g　●グラニュー糖 400 g　●果実用ブランデー 1.8 ℓ

作り方

1. 青ジソを水洗いしてザルに移し、半日陰干しをして水気を取る。
2. 広口びんに青ジソ、グラニュー糖の順に入れ、果実用ブランデーを注ぎ入れ、密封して冷暗所で保管する。
3. 1カ月経ったら青ジソを取り出し、酒はペーパータオルなどでこして別のびんへ移し、保管する。
4. さらに1年以上寝かせるとマロヤカになり飲みやすくなる。

■保管する場所の温度により、あまり長く漬けて置くと濁ってくるので、色の頃合いを見て青ジソを取りだしてください。

【効用】疲労回復

アンズ酒

材料
●アンズ 1kg　●氷砂糖 800 g　●ホワイトリカー 1.8 ℓ

作り方

1. アンズの実を水洗いしてザルに移し、半日陰干しをして水気を取った後、縦に一箇所切れ目を入れる。
2. 広口びんにアンズ、氷砂糖の順に入れ、ホワイトリカーを注ぎ入れ、密封して冷暗所で保管をする。
3. 1カ月経ったらアンズの実を取り出し、酒はペーパータオルなどでこして別のびんへ移し、保管する。
4. さらに半年以上寝かせるとマロヤカになり飲みやすくなる。

【効用】健胃　　　　　MEMO：好みでアンズの実は漬けたままでもよい。

イチゴ酒

材料
●イチゴ 400 g　●グラニュー糖 400 g　●果実用ブランデー 1.8ℓ

作り方

1. イチゴはつぶれていると液が濁るので、良い物だけを選別し、ヘタを取り洗わないで直接 広口びんにイチゴ、グラニュー糖の順に入れ、果実用ブランデーを注ぎ入れ、密封して冷暗所で保管する。

2. 1カ月くらい経ったらイチゴを取り出し、酒はペーパータオル等でこして別のびんへ移し、保管する。

3. さらに1年以上寝かせるとマロヤカになり飲みやすくなる。

■保管する場所の温度により、あまり長く漬けて置くと濁ってくるので、色の頃合いを見てイチゴを取りだしてください。

【効用】利尿、高血圧予防

桑の実酒

材料
●桑の実 400 g g　●氷砂糖 800 g　●果実用ブランデー 1.8ℓ

作り方

1. 桑の実はつぶれていると、液が濁るのでよいものだけを選別し、洗わないで直接 広口びんに桑の実、グラニュー糖の順に入れ、果実用ブランデーを注ぎ入れ、密封して冷暗所で保管する。

2. 1カ月くらい経ったら桑の実を取り出し、酒はペーパータオル等でこして別のびんへ移し、保管する。

3. さらに半年以上寝かせるとマロヤカになり飲みやすくなる。

■保管する場所の温度により、あまり長く漬けて置くと濁ってくるので、色の頃合いを見て桑の実を取りだしてください。

【効用】疲労回復、貧血予防

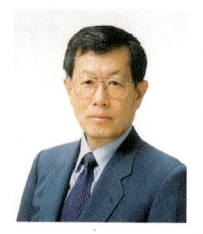

[監修者紹介]
田中俊弘（たなか・としひろ）
1944年生まれ。69年、岐阜薬科大学大学院薬学研究科修士課程終了。現在、岐阜薬科大学教授、薬草園園長。薬学博士。
薬草の調査研究と国際学会のために、中国、台湾、トルコなどを訪れ、生薬の鑑定研究のために、南京薬学院（中国、現中国薬科大学）へも留学。生薬の顕微鏡鑑定、粉末生薬の顕微鏡鑑定の研究、薬用植物の栽培とその品質に関する研究もおこなっている。
また、薬草の生産、利用普及のための活動、自然環境としての植物研究にも力を入れている。

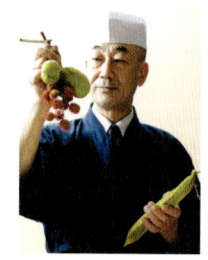

[著者紹介]
横平義春（よこひら・よしはる）
1948年生まれ。67年、東京銀座の割烹磯玄をかわきりに赤坂割烹新茶家、帝国ホテル内なだ万など、東京で料理の修業を重ね、75年、岐阜市の老舗旅館長良館に副料理長として勤務。78年、公共の宿ぎふ長良川ハイツ開館と同時に調理長として2003年3月まで勤務。その間独自のアイデアで薬草や特産品を使った料理開発に努め、美濃薬膳、信長御膳などのブランド商品をつくりあげる。
現在、岐阜市学園町県民文化ホール未来会館で、食事処「よこひら亭」料理長を務めながら、地域の料理教室や各種サークルなどで薬草と岐阜の特産品、伝統野菜などを使用した料理講習、講演活動をしている。

よこひら亭
〒502-0841　岐阜市学園町3-42　県民文化ホール未来会館内
電話 058-296-0888

［調理アシスタント］
山田端穂

［料理写真撮影・カット写真］
水野鉱造

［写真提供］
有限会社地域自然科学研究所 P8, 9, 10, 12, 16, 18, 22, 24, 28
田中俊弘 P34, 64, 68
横平義春 P80

［参考文献］
『薬用植物学　改訂第6版』（野呂征男、水野瑞夫、木村孟淳、
　田中俊弘編、南江堂、2006年）
『五訂増補食品成分表2007』（香川芳子監修、女子栄養大学出版部、
　2006年）

［装幀］
深井猛

脳をすこやかにする薬草料理

2007年10月15日　第1刷発行　　（定価はカバーに表示してあります）

　　　　　　　　　監修者　　田中　俊弘
　　　　　　　　　著　者　　横平　義春
　　　　　　　　　発行者　　稲垣　喜代志

発行所　名古屋市中区上前津2-9-14　久野ビル
　　　　振替 00880-5-5616　電話 052-331-0008　風媒社
　　　　　　http://www.fubaisha.com/

乱丁・落丁本はお取り替えいたします。　　＊印刷・製本／大阪書籍
ISBN978-4-8331-3148-3

マンガ はじめての気功術

林誠・茂美監修　すずき邦夫作画

● 家族でできるかんたん健康法

中国現代医学の成果をふまえ、多くの人々に最先端の気功を広める監修者と新進気鋭のマンガ家が、ストレス解消、ダイエットにも抜群の気功の歴史や原理、具体的な心身調節法をわかりやすくマンガ化した入門書！　一二〇〇円＋税

足の健康革命

浅妻正美

● 健康を生み出す足の力

子どもたちに急増する扁平足、あらゆる女性を蝕む外反母趾…。豊かで便利になった現代には、足の病いが蔓延している。最新の調査をもとに辿りついた現代病との密接な関係。健康づくりに欠かせない、必読の本。一四〇〇円＋税

磯部晶策

新版 食品づくりへの直言

際限なく添加物によって汚染されつづける食品。良い食品を作ろうとする意欲ある生産者の良心に訴え、理論的、技術的指導を続けてきた著者による食品づくりの基本理念や現実問題への提言。

一四八五円＋税

磯部晶策

世界の食べもの 時をこえる旅
Ⅰ・Ⅱ

●非グルメ的エッセイ

海苔、納豆、ベッタラ漬からオマール、ムール貝、コニャックまで……。世界の食品・食材をまないたにのせ、その本来の味と姿を紹介、グルメ大国・日本の食の在り方に鋭く問いかける、食の世界紀行。 Ⅰ・Ⅱともに一三四〇円＋税

ギル・佳津江
今日からはじめるアロマセラピーマッサージ

ストレスを解消したり、イライラを鎮めたり、落ち込んだ気持ちを引き上げたり……家族や友人と、あるいは一人で、簡単で気軽にできるリラクゼーション。生活スタイルに合わせたアロマの方法を豊富な図解で紹介。一六〇〇円+税

桜木健古
玄米食のすすめ

病気に悩む人、便秘気味の人、やせたい人、より美しくなりたい人、何をやってもダメだとあきらめるまえに玄米の不思議な効力をまずためしてみて下さい──玄米食ですぐれた効用とその食べ方をわかりやすく解説。一五〇〇円+税